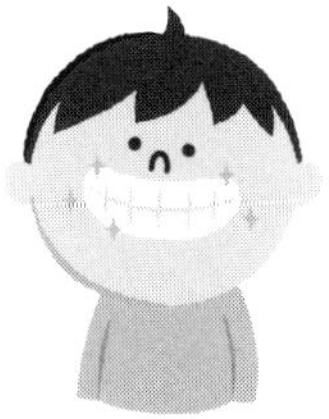

小児歯科専門医と
認定歯科衛生士が
矯正治療について教える

子どもの歯並びをよくする方法

網野重人（日本小児歯科学会専門医）
中西眞知子（日本小児歯科学会認定歯科衛生士）

現代書林

はじめに

日本小児歯科学会認定小児歯科専門医
医療法人社団桜翔会桜堤あみの歯科院長
網野《あみの》重人《しげと》

私が子どもの頃、歯医者とは虫歯になったり、歯が痛かったりなど、口の中に何かしら異常を感じたら行くところでした。

今の歯医者は違います。もちろん、お口の中に異常を感じた場合も行きますが、異常がないことを確かめに行くことが当たり前になりました。数カ月に1回健診を受けに行く。歯のクリーニングや虫歯予防のためのフッ素を塗りに行く。そういうことが一般的になってきています。

そんな変化はあっても「歯医者はできれば行きたくないところ」ということは変わらないでしょう。通うのがイヤだから、虫歯や異常を早期チェックするための健診に行くし、クリーニングをはじめとしたケアをするために仕方なく行くというのが一般的でしょう。

それでいいのです。お口の中を正常に保ち、一生自分の歯でものを食べて笑顔で過ごせるようにサポートする。それが歯科医の役割です。虫歯やその他の異常の治療にしても、治すことによって、これから先も自分の歯でものを食べ続けられるようにするためです。

歯科医としての技術があることは当然のこと。それに加えて歯医者に行くことのストレスを軽減すること。気軽に立ち寄って日常的に適切なケアができる歯医者であること。良好なコミュニケーションのもと、安心して一生つきあえる歯医者であること。それが、私たちの目指す歯科医院としてのあり方です。

そのためには、子どもの時の歯医者との出会い方、関わり方が非常に重要です。お口の中のケアを当たり前にする習慣は、親が子どもに与えられる大きなプレゼントです。

これは前著から訴え続けていることであり、私の小児歯科専門医としての治療方針や軸が変わらない以上、本書と前著で重複することもあります。そして、本書ではさらに、保護者の関心がますます高まりつつある子どもの矯正治療について詳しく触れています。

矯正は、歯医者の施術の中でも特に一人ひとりへの適切な対処が必要な治療です。虫歯などの異常とは違い、歯並びが本人に与える影響には噛み合わせや磨き残しといった物理的な問題だけでなく、見た目やそこから発生するコンプレックスなどの心理的な側面もあります。

しかも子どもの矯正治療には、成長に合わせた処置、その子の将来まで予測した処置が必要になります。

「周りのお友達が始めたから」「早く始めたほうが楽だと言われた」。お母さんたちからそういう声を多く聞きますが、矯正はすべてオンリーワンの治療です。誰かと比べるのではなく、本人にとってベストなタイミング、方法を選ぶことが何よりも重要です。そして、矯正治療であっても歯科医としての目的は同じです。本人が一生、自分の歯でおいしくものを食べられ、笑顔で過ごせること。そういう基本的な幸せを、私たちはサポートしていきたいと願っています。

私は祖母に可愛がられ、甘いものを日常的に与えられて育ちました。大好きな祖母にはとても感謝していますが、そのために虫歯がいっぱいの子どもでした。もちろん歯医者はイヤでイヤでたまらない場所でした。

そんな経験から選んだ道が歯科医であり、中でも専門性の高い小児歯科専門医になりました。歯医者がイヤな子どもの気持ちがよくわかります。そして、歯医者が気軽に行ける場所であれば、人生でどれだけ得をするかも知り尽くしています。

子どもの歯科治療は、大人の歯科治療とは違う部分がたくさんあります。患者である子どもへの治療技術、配慮に加えて、保護者への配慮、コミュニケーションも治療の成果を左右します。保護者や子どもと、心からの信頼関係を築くこと。それがとても大切なのです。

本書の共著者である歯科衛生士の中西眞知子《なかにしまちこ》も、全国で100人ちょっとしかいない小児歯科衛生士のエキスパートです。私たちは強力なタッグのもと、お口のケアから幸せな人生をサポートできることを願っています。

2020年6月吉日

はじめに

日本小児歯科学会認定歯科衛生士
医療法人社団桜翔会桜堤あみの歯科歯科衛生士
中西《なかにし》眞知子《まちこ》

変化の激しい現代社会の中で、私たち歯科医療者を取り巻く現状もさまざまに変わってきていることを感じます。

歯科医療に関する技術は進歩し、お口のケアに対する人々の意識も変化します。矯正など、トレンドという言葉が正しいかはわかりませんが、お口のケアに対する関心事も時代によって違いがあります。

定期健診に通わせる。毎日時間をかけて子どもの歯の後磨きをする。矯正治療をさせる。そういう一つひとつの事柄をする、しない、とは別の次元で、すべては「愛する我が子のために何をしてあげられるか」を考えて行動しているのが親なのだと思います。

私たちはお口のケアの分野で、そんな親御さんのお子さんを大切に思う気持ちを叶えるため、お子さんに最適なケアを提供するために歯科医院を構えています。

どんなことでも気軽に相談してもらえるよう、情報が多すぎて何が正しいのかがわかりにくい、選びにくい中で、一人ひとりの状態に合った必要な情報をしっかり伝えて安心していただけるよう、知識や技術、経験を蓄積しながら、伝えるためのコミュニケーション力を高めていくことも意識しています。

特別な必要がなくても、患者であるお子さん抜きでお母さんだけでも、気になること、知りたいことを立ち寄って相談できる。そんな存在でありたいと思っています。

時には理屈の通じないこともある子どもに安全で適切な処置をするために、私たちは小児歯科の専門家として、認定歯科衛生士として豊富な技術と経験をもっています。そして、そういう歯科医院が増え、ひとりでも多くの子どもや保護者が、安心して気軽に適切なお口のケアを受けられる環境になることを願っています。

本書が少しでもそのための参考になれば幸いです。

２０２０年６月吉日

Contents

第2章 子どもの矯正治療を検討する時に知っておいてほしいこと　47

第3章 よい歯並びのための子どもとのコミュニケーション 81

Contents

第4章 子どもの歯並びがよくなった症例&エピソード

第1章

子どもの歯並びの悩みは
小児歯科専門医＆歯科衛生士に相談してください

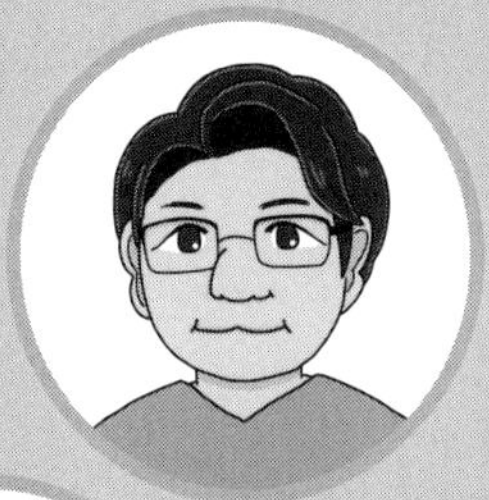

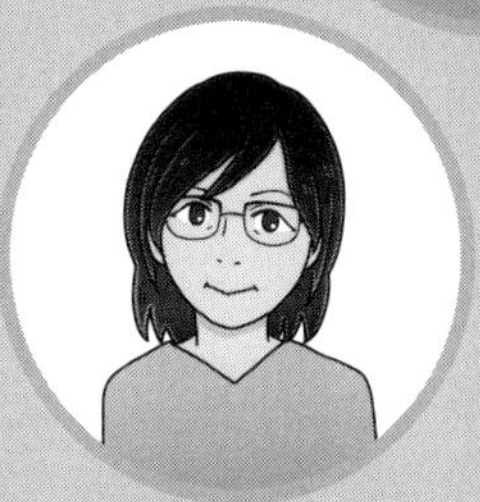

子どもの歯の悩みの中で最近多いのが「歯並び」

私たちは地域の小学校で集団健診をしています。最近の子どもたちには、虫歯が本当に少なくなりました。

昔と比べて今は、お母さんたちが子どものお口の中を気にしてくれています。だから何かあれば早い段階で歯医者に連れて行きます。特に何もなくても定期的に歯医者に行く、家で歯磨きするように言うなど、一生懸命きちんと子どもの口腔ケア（お口の中のケア）をするお母さんは増えました。そういう意味では、最近の子どもたちはお口の中の状態がよく、歯科医としてもやりやすいということはあります。

昔、私たちが子どもだった頃は「虫歯ができたら歯医者に行って治せばいいでしょ」「治したらもういいでしょ」というような感じでした。

それと比べて、今はお母さんたちの知識も意識も高まっています。それはもちろんいいことですが、別の意味で難しいことも出てきています。

たとえば情報が多すぎて、その中で何が正しいのかを判断するのが難しいということ。

子どもに対して一生懸命になりすぎてしまうお母さんが増えていること。

もしかすると、歯科医院が多すぎるのも、難しい面のひとつかもしれません。こんなことを、歯科医の私たちが言うのもおかしいかもしれませんが。

そういった背景の中で、虫歯のある子どもは減ったけれど、子どもの歯並びを気にするお母さんは増えています。診療をしている肌感覚からすると、激増していると言えるほどです。

定期健診に来ている子どもでも、お母さんが歯並びのことを口にしないケースはほとんどありません。

私たちの歯科医院には、1日80人くらいの患者さんが来ます。そのうちの50人くらいが子どもです。その中で、歯並びの話をしない保護者は10人くらい。つまり子どもの患者さんに関して、4分の3は歯並びの話を必ずします。

「どうですか？　今、歯並び大丈夫ですか？」

「お友達が矯正を始めたんですけど、うちの子もしないとだめですか？」

そういうお母さんに「お子さんの歯並びを見てどうですか？　何か気になりますか？」と聞くと「いいえ、別に」と答えるのです。

本当に子どもの歯並びが気になっているお母さんは「大丈夫ですか？」ではなくて「矯正しないと」というふうに言ってくるものです。

お母さんが見て問題があると思わなくても、常に心配でたまらない。それが歯並びなのです。

なぜ子どもの歯並びの悩みが多いのか？

学校の健診で歯並びチェックの項目ができたことも、お母さん方が歯並びを気にする理由のひとつかもしれません。

健診の用紙に何か少しでも書かれると、お母さんは不安なのでしょう。「このままじゃいけないんだ」「どうにかしなくちゃいけないんだ」と。

健診する歯科医としては「基準にそってちゃんと診ていますよ」ということを伝え

るために「何もなし」とするよりも、何か書くことがあれば書きたいという気持ちもあるのではないでしょうか。

でも、今の子どもたちの多くは虫歯がないのです。一方で、歯並びは人それぞれですから、何かしら気になったことを書くこともあるのかもしれません。その健診の結果を見たら、お母さんたちが不安になるわけですね。

不安を煽るという語弊があるかもしれませんが「何もないです」と言われるよりも、「ここがちょっと」と言われたほうがお母さんが感じるインパクトが強いのです。

すると、お母さんたちの会話の中に歯並びの話が出てきます。「◯◯ちゃんは矯正始めたんですって」「うちの子も始めるの」などと聞くと「うちもしないといけないんじゃないか」「早くしないと手遅れになるんじゃないか」と考えるようになってしまいます。

そして、そういうお母さん方が増えれば「子どもの矯正をします」という歯科医院が増えてきます。歯科医院が多すぎると述べましたが、やはりみんなそれぞれ経営していかなければならないから、治療単価が大きい矯正治療ができたらいいという歯科医だっているのです。

お母さん方のネットワークにも、インターネットにも情報があふれています。みんなが気にするようになると、インターネットの情報はますます活気づいて増えていきます。だからなおさら「みんなやっている」みたいになってしまうのです。

矯正治療に対する私たちの基本的な考え方は、子どもにも親にも、できるだけ負担をかけずに、きれいな歯並びを保たせたいということ。

きれいな歯並びというのは、見た目ももちろん大事ですが、虫歯になりにくい、歯周病になりにくいというのが、やはり本来の目的であってほしいということです。いたずらに長い治療時間をかけたくないし、お金もかけさせたくない。そのためには治療を開始する時期、タイミングが何より大事です。

正しい知識と考え方をもち、信頼できる歯科医と相談しながら、子どものための最適な方法を選ぶ。矯正であれば最適なタイミングを待つ。それが子どものために何より大切なことです。

けれど「あの子が始めた」「この子も始める」となると焦ってしまう気持ちもわか

ります。子どものことを思うからこそ「手遅れになって後悔したくない」「つらい思いをさせたくない」と不安になってしまうのですね。そこは本当に難しいところだと思います。

後でも詳しく述べますが、一番言いたいことなので、ここでまずお伝えしておきます。

「歯並びをよくしたければ、気にしすぎないこと」

神経質になりすぎないほうがいい。

このことを前提に、この先を読み進めていただければと思います。

虫歯を積極的に治さないこともあります

本書の核である歯並びの話（第2章）に入る前に、この第1章では子どもの歯科治療について少し述べておきます。

私は小児歯科専門医です。子どものお口の中のケアを専門に選んで学び、診療してきました。もちろん大人の患者さんもたくさんいます。

歯科大学を選び、学んで研修をすれば歯科医になれます。そこには大人も子どももありません。お口の中のケアについては、ひと通りのことができるのが前提ですから、歯科医院を開いて看板に「小児歯科」と書くこともできるし「矯正歯科」と書くこともできます。

けれど、成長途中である子どものお口の中は、大人以上に個人差があり、変化が激しいものです。一般的な治療、つまり大人を前提とした治療とは違うアプローチをしなければいけないこと、違う治療をしたほうがいいことが多々あります。

だからこそ、小児歯科専門医という資格があるのです。

その立場と経験からいえば、子どもの歯の治療は「これだからこう」と、教科書通りにはいかないものです。教科書に書いてあることだけしていては不十分なのです。

たとえば、私たちはあえて虫歯の治療をしないことがあります。もうすぐ抜ける乳歯だったりした場合、今ここでいじっても意味がないということがあるからです。

でもお母さんの中には「虫歯があるのに、どうして治療してくれないの？」と不安に思う人もいます。

もちろんわかってもらえるよう、きちんと説明をします。納得してもらえるよう努めます。それが子どもと親のためだからです。

それでも「虫歯」というだけで過剰反応してしまうお母さんが少なくないのです。子どもを虫歯にしてしまったと罪悪感を抱えているお母さんもいるのです。

「子どもを虫歯にしないためにこうしましょう」「これはいけません」という情報も、本当にたくさんあふれています。情報過多の状態です。専門的な知識がなければ飲み込まれてしまうのも仕方ないでしょう。

どんなに気をつけていたとしても、虫歯はできる時にはできます。そういうものなので、虫歯ができたこと自体は特別なことでもないし、悪いことでもありません。できないほうがいいのはもちろんですし、急いで治療が必要な虫歯もあります。

でも、虫歯ができること自体は、当たり前のことなのです。

特に成長過程の子どもの場合、大事なのは虫歯をつくらないことではありません。虫歯を大きくしないとか、痛くならないようにする。この先に悪い影響が出ないようにする。そういったことが必要なのです。

小児歯科専門医の間では当たり前の考え方ですが、小児歯科を知らない歯科医にはそういう考え方がないようです。大人の治療と同じように、虫歯ができたらとりあえず治す。小さな虫歯なら削って詰めものをする。

お母さんたちも大人ですから、自分が虫歯になったらそのような治療を受けています。だから「この歯なら、今は治療しないで様子を見ましょう」などと言われると、理由も何もなく「虫歯をそのまま放置する」ということに拒否反応が出てしまう。「虫歯がある子」なんていけないと思い込んでいるんですね。

でも乳歯は永久歯とは違います。子どもの永久歯と大人の永久歯だって違います。大人の歯に適した治療でも、弱い乳歯には向かないものがたくさんあります。むしろ大人と同じ治療をするほうがおかしいのです。

「小児歯科」4万軒のうち、日本小児歯科学会員は約5000人だけ！

子どもを連れて行く歯医者を選ぶ時、お母さん方はどんなことを基準に選んでいるのでしょう。

最初の目的がなんであれ、できればその後も通い続けられる、治療が上手な歯医者さんに出会いたいと思うのではないでしょうか。

お口のケアの意識の高まりにより、子どもを定期健診やクリーニングに通わせる保護者も増えています。同じ歯科医院に通い続けることができれば、成長過程に合わせてケアしてもらえます。かかりつけ医と同じように、かかりつけの歯医者をもつメリットは、子どもの場合特に大きいのです。

では「治療が上手な先生」とは、どのような歯科医なのでしょうか。

もちろん、技術があること。そして子どもの診療の場合は、子どもへの対応が十分にできることも大切です。子どもがイヤがって歯医者に連れて行くのが大変だったり、ユニット（診療用のイス）の上で泣き叫んで治療がままならないというのでは、親も子も大変なストレスです。適切な治療もしにくくなってしまいます。

さらには、親にとってコミュニケーションのしやすさや、相性も判断基準になるはずです。


「子どもの歯がうまく磨けていないと怒られた」

「治療の説明を求めたら面倒くさそうな態度をとられた」


そんなふうだと、子ども以前にお母さんが歯医者に行きたくなくなってしまいます。

そうなると、子どもの相手が上手そう、親の気持ちも考えてくれそう、そんな期待をもって「小児歯科」の看板を掲げている歯科医院を選ぼうとするかもしれません。

気持ちはわかりますが、ちょっと待っていただきたいのです。そこからもう一歩突っ込んで、小児歯科専門医のいる歯科医院を選んでほしいのです。

今、全国に歯科医院は約6万9000軒（2018年3月現在）。そのうち小児歯科を謳っている歯科医院は約4万軒ほどだといわれています。

そのすべてに子どもの口腔ケアに特化した歯科医がいるのかと思うかもしれませんが、そうではありません。歯科医であれば、誰でも「小児歯科」の看板が出せるから出しているだけです。

実情を明かせば、一般社団法人日本小児歯科学会会員は５０００人ほどです（２０２０年２月現在）。正会員は４５５１人、準会員は４４０人です。それ以外は、小児歯科に特化した勉強をしてきたわけでも、歯科医になってから特別な研鑽をしているわけでもないと判断するのが妥当でしょう。

小児歯科と書いておけば、お母さんが子どもを連れて来ることが増える。子どもの歯科医院を探している保護者の情報収集にヒットするということで、小児歯科を掲げている歯科医院も存在します。むしろその数のほうが多いのが現実です。

一般の歯科医の本音は「子どもは泣くし暴れるし……」

一般の歯科医は、子どもの治療に対して苦手意識をもっている方が少なくないようです。

歯科医の集まりなどでは「子どもは泣くし暴れるし、口は開けないし、大変で割に合わないな」「金属を詰めたらすぐ取れるし、プラスチックは取れるし……そうなると親もパニックか激怒だし」などと困惑したような会話が聞こえてきます。

子どものお口の中は、大人の口とは違います。そして日々成長という劇的な変化を続けています。

乳歯が生えかけている。乳歯列が完成する。乳歯と永久歯が混ざっている。永久歯列が形成されるなど、段階もいろいろで、成長における個人差も大きいものです。それぞれの時期、それぞれの子どもに合わせた適切な対処が求められます。

恐怖に耐えながら必死で開けている子どもの口は小さいので、歯科医には手先の技術も必要です。

しかも、今だけを見て治せばいいのではなく、永久歯に生え変わる状態も予想し、よりよい歯列が形成されるよう意識して治療をしなければなりません。

それは、専門的に学び、経験を積んだ歯科医でなければできないことです。

子どものお口の中のケアに特化した専門医には特別な資格があります。それが「厚生労働省認可小児歯科学会認定 小児歯科専門医」です。

子どもが風邪をひいたら小児科に行くでしょう。同じように、子どものお口の中のケアは、小児歯科専門医に任せてほしいと思います。

泣いたり暴れたりしても治療しなければならないこともある

私が小児歯科専門医であることは知らなくても「子どもの対応がうまい」という口コミで来院してくれる患者さんもいます。小児歯科専門医の存在はまだあまり知られていないので、探して来てくださる患者さんは少ないですが、中には私の前著を読んだり、インターネットで調べたりして、わざわざ遠くから来院してくださる患者さんもいます。

「他の歯医者さんで泣いて暴れて、治療ができないので」ということで、子どもを連れて来るお母さんもいます。とてもありがたいことですし、この子とお母さんのために「ここに来てよかった」と思える治療をしようと改めて思います。

ただし、小児歯科専門医なら必ず子どもを泣かせることなく治療できるかといえば、答えはNOです。

泣かせないためのいろいろな技術はもっています。けれど、子どもの性格、その日の状態、お母さんとの関係など、いろいろな要因で子どもは泣きます。

子どもに与える恐怖心やストレスと治療の必要性を比べてみて「これくらいなら様子を見る」という選択肢もあります。

後で詳しく述べますが、小児歯科の本当の使命は、子どものお口の中に今ある問題を取り除くだけではありません。

歯医者をイヤがらない子どもを育てることこそ大切なのです。定期健診に通う習慣を身につけさせ、虫歯や歯槽膿漏に悩まない人生を与えてあげることが私たちの使命なのです。

だから、今それほど問題のない虫歯の様子を見ることと比べれば、それを躍起になって治すことで子どもが歯医者を嫌いになってしまうことのほうが害は大きいのです。

けれど、今どうしても治療しなければ、将来ずっと悪い影響が出るという状態だってあります。そういう時は、どんなに泣いても暴れても治療するのが小児歯科専門医です。

そういう場合、一般の歯科医では「治療できません」と言われてしまったり、小手先の治療だけで終わらせてしまったりすることもあります。

「できません」なら、まだいいでしょう。問題なのは、できたフリをする歯科医です。他で治療してもらった詰めものが取れてしまったと言って来院したお母さんがいます。患者さんは、少し障がいのある子どもでした。障がいのある子どもの治療は特に難しい場合が多く、大学病院の小児歯科に通うお母さんもいます。

小児歯科専門医は、もちろんそういった子どもの治療もします。でも、その子が最初に詰めものをしてもらったのは、一般の歯科医院でした。

子どもが泣いて暴れそうだったので、本来するべき治療を切り上げて、とりあえず簡単な詰めものだけして「終わり」と言ったのでしょう。歯を見たら、それがありありとわかる状態でした。

泣き叫んで暴れる子を歯科衛生士が数人がかりで押さえつけ、治療をします。するとお母さんが「前の病院ではそこまでイヤがらなかったし、すぐに終わった」と言います。

「それはそうでしょう」と言いたくなりました。本来すべき治療をせずに、すぐに切り上げたのですから。

どんな子どもでも診る。それが小児歯科専門医です。時にはネットにくるんで治療することもあります。

ネットを使って体を拘束するような時は、事前に保護者に十分な説明をして、納得いただいた上で処置に入ります。親とのコミュニケーションも、小児歯科専門医に必要なスキルです。

歯科治療は機械も使うし細かい作業です。患者さんが暴れると危ないことも多いので、しっかり拘束したほうが安全な場合があるのです。

でも、たとえばレストレイナーというネットで拘束するような器具は、納得いただくのが難しいものです。

未熟な歯科医がレストレイナーを使って事故など起こしてしまうと大変です。適切に使えば安全で有益な器具でも「あの器具を使って事故が起きた」ということだけがひとり歩きしてしまいます。

そういった状況の中で、私たちは親が納得できる方法で、どんな子どもでも、その子に必要な最適な治療をします。それが不可能なほどの状態であれば、全身麻酔をかけて必要な処置ができるような大学病院などに紹介します。

2歳児にまったく必要のない矯正装置を入れる歯科医も……

お母さんたちの不安につけこんで……と言うつもりはありませんが、まったく必要のない治療をする歯科医がいるのも現実です。

たとえば、すぐに抜けそうな乳歯に詰めものをする。そんな必要があるでしょうか。でも「この歯は来週には抜けそうですから、治療はしなくても大丈夫ですよ」と言って帰してしまえば、診療費は微々たるものです。イヤがる子どもの歯を削って、詰めものをして薬を出せば、それなりの診療費が発生します。

そんなふうに、お金儲けのためかと言いたくなるような治療をする歯科医がいるのも、悲しいことですが現実です。

もっとひどいのが、2歳児に歯科矯正の器具をつけた歯科医です。

「子どもがごはんを食べなくなった」と言って来院した親子でした。口の中を見て驚きました。2歳の子どもの小さな口にワイヤーの矯正装置がつけられているのです。

ごはんを食べなくなって当然です。器具のせいで噛み合わせがうまくできず、食べられないのです。

「このままでは生死に関わる。子どもの心に大きな傷を残す」、私はそう思いました。

私たちは普段、他の歯科医の治療方針を非難することはしません。それぞれに考え方があるからです。

小児歯科専門医の立場で見たら「そりゃあ、ないよ」ということでも、患者さんのことを第一に考えてのことだと、その部分は信じているからです。

でもこの時ばかりは「これは間違いです」と断言し、お母さんに納得してもらった上で、その場で矯正器具を外しました。

お母さんに矯正を勧めた歯科医は、テレビにも出ている有名な先生だったようです。矯正は早いほうが子どもに負担が少なく、期間も短く済む。欧米では矯正は当たり前。そう説明されたと言っていました。

それを聞けば、親としては「今始めたほうがいいんだ」と思ってしまうのも仕方ないことかもしれません。

でも欧米では、成長に目処がつく16歳以上から矯正をスタートするのが一般的です。矯正が欧米の常識だというなら、そして日本でもそれを追いかけていきたいというのなら、そういう部分も踏襲してほしいと思います。

しかも、小児歯科の分野を見れば、欧米よりも日本のほうが進んでいると、私は考えています。

極端な話かもしれませんが、欧米では「乳歯の虫歯は抜けばいいだろう」という考え方があります。どうせ抜けるものなんだから、悪くなったのなら抜いてしまえばいいと。

でもそうではありません。乳歯には乳歯の大事な役割があります。それは永久歯をガイドし、正しい場所に生えやすくするということです。あるべき場所に乳歯がないと、永久歯が生えるスペースまで狭まってしまうことがあります。

乳歯の状態だけでなく、その後の成長の予想までして治療方針を選択するのが日本の小児歯科治療です。

そして、子どもや親とのコミュニケーションを大切にするのも、日本の歯科治療の特徴だと思います。

事実をしっかり伝えることは必要ですが、よりよい伝え方を考えてコミュニケーションを取るのは小児歯科専門医にとって当然のことであり、必要なスキルなのです。

全国で約1200人しかいない「小児歯科専門医」

ここまで読んで「子どもが通えるかかりつけの小児歯科専門医を見つけたい」と思っていただけたら本望です。

日本小児歯科学会のホームページには小児歯科専門医のリストがあるので、自宅近くの小児歯科専門医がいる歯科医院を探すことができます。

ただし、ひとつ問題があります。先ほど、日本小児歯科学会の会員は約5000人と述べましたが、小児歯科専門医は、全国で1200人程度しかいないのです（2020年2月20日現在、1169名）。だから家の近くに専門医がいないということも考えられます。

小児歯科専門医は、それだけ専門性の高い資格です。

日本小児歯科学会が実施する資格試験をクリアし、小児歯科に関する専門の知識や技量、経験があると認定されなければなりません。

しかも資格試験を受けるためには次の要件を満たす必要があります。

・5年以上の小児歯科学会員としての臨床経験
・指定された大学小児歯科学講座などの研修施設での研修
・定められた教育研修内容の履修

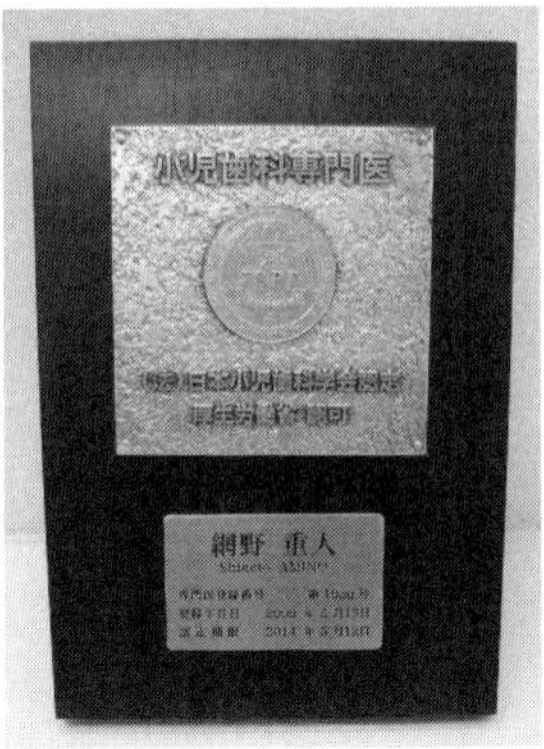

日本小児歯科科学会から認定された網野重人の小児歯科専門医の認定証。

そして、筆記試験はもちろん、ケースプレゼンテーション、口頭試験などの審査に合格すると小児歯科専門医として認定されます。

また一度認定されたらそれでＯＫではなく、その後5年ごとに、学会や研修会への参加、研究発表や地域の保健活動などを通した社会貢献などを求められ、基準を満たした歯科医のみ資格の更新ができます。取得、更新の厳しさなどからまだ人数が少ない専門医ですが、それだけ信頼していただけるということでもあるのです。

全国に１３６人しかいない認定歯科衛生士は、より貴重な存在

歯科医院に欠かせないスタッフとして、歯科衛生士の存在があります。歯石を取っ

たり、歯磨き指導をしてくれたりする人たちです。

小児歯科では、この歯科衛生士たちが、一般の歯科治療よりもずっと重要な役割を果たします。

小児歯科の重要な手法のひとつに「フォーハンドテクニック」というものがあります。歯科医の2本の手と、衛生士の2本の手。ふたりの4本の手がなければ治療が成り立たないということです。

歯科衛生士なしには、小児歯科治療は成り立ちません。そして、歯科衛生士であれば誰でもいいわけではありません。専門性の高い小児歯科で、歯科医が十分なスキルを発揮するためには、小児歯科に特化した専門性の高い歯科衛生士のサポートが欠かせません。

小児歯科専門医と同じように、歯科衛生士に対しても、日本小児歯科学会が認定制度を設けています。

本書の共著者であり、私の歯科医院のスタッフである中西眞知子は、日本小児歯科学会認定の認定歯科衛生士です。

認定歯科衛生士は小児歯科専門医よりも貴重な存在と言うことができます。日本に136人しかいないのです（2020年2月現在）。

認定歯科衛生士を取得するためには、次の条件を満たす必要があります。

・5年以上の小児歯科学に関する研修と臨床経験がある
・新生児に対して1年以上の臨床経験があり、日本小児歯科学会会員であること
・指定された研修施設で、指定期間の研修を修了している
・研修単位30単位以上を有している

そして、書類審査や試験を受けて合格した者は、認定歯科衛生士を名乗ることができます。審査には症例報告も含まれますので、経験を積まないと取得できない資格です。

さらに、小児歯科専門医と同様に、資格取得後も小児歯科学会が定めるセミナーや研修を受けることが義務づけられ、5年ごとに更新の申請をしなければ資格は失効し

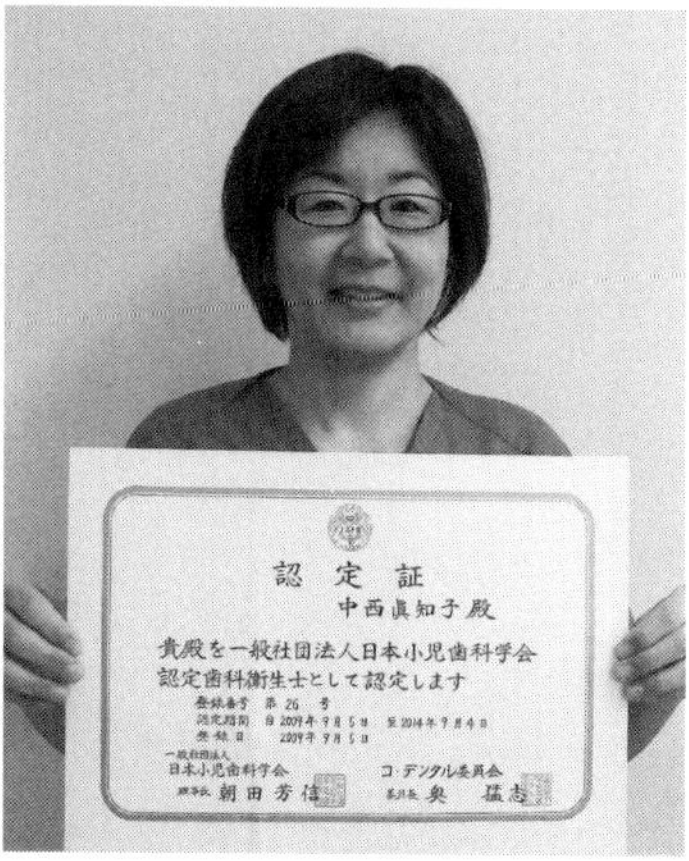
認定証
中西眞知子殿
貴殿を一般社団法人日本小児歯科学会
認定歯科衛生士として認定します

日本小児歯科学会から認定された小児歯科衛生士の認定証をもつ中西眞知子。

ます。

このような厳しい基準が設けられているため信頼はできるものの、人数が足りません。認定歯科衛生士と共に働けない小児歯科専門医が大勢います。

私は中西と共に小児歯科治療に携われることを、本当に幸せだと思います。小児歯科専門医がいくら専門の知識や技術をもっていたとしても、歯科衛生士が不足していたら100パーセントのスキルを発揮できるかどうか疑問です。私たちの歯科医院が、保護者にも子どもにも胸を張れるのは、貴重な認定歯科衛生士がいるおかげです。

小児歯科専門医を選ぶ患者さんが「小児歯科に長けた歯科衛生士さんがサポートしてくれますか？」と言うくらい、その重要性が今後広まったらいいなと思います。

本当に子どものことを思っている歯科医を選んでほしい

子どもの時に当院に通ってくれていた子が、大きくなってもふらっとやって来て「ちょっとお掃除してください」と言ってくることがあります。

私が大学病院の小児歯科で治療していた時の患者さんが、大きくなって私たちの歯科医院を探して、「網野先生、虫歯になったので治してください」などと訪ねてきてくれる。そういう時は本当にうれしいですね。

小児歯科専門医だと言って、こうしていろいろ述べている私も、大学病院時代は子どもの小さな虫歯も治していました。イヤがれば押さえつけて「虫歯なんだから治さないと」と躍起になって。今になってそれが自己満足だったことがわかります。

子どもの気持ちを無視して、治療の必要のない乳歯を削って詰めて、そうやって治した虫歯ですが、もし放っておいたらどうなったのか。

それも今ならわかります。治療の必要のない虫歯もあったということが。

お口の中の状態はその人の一生を左右する。だから子どもの時から最善な口腔ケアをしてあげたい。そういう気持ちで小児歯科専門医として知識を身につけ、経験を積んできたからです。

専門医や認定歯科衛生士の資格は、積極的に情報発信されているとは言えない状態です。一般的には、そういった専門の資格があることを知らない人も多いでしょう。

数年前、私はインターネットで地元のお母さん３００人にアンケートを取って小児歯科学会で報告しました。

小児歯科専門医の存在を説明し「専門医がいる歯科医院に行きますか？」と質問すると「近くにあれば行きたい」という答えがほとんどでした。

近くにあればよいという気持ちはよくわかります。けれど、前述のように専門医も認定歯科衛生士も人数が少なく、近くにいない地域も多々あります。

大学の小児歯科には、全国から子どもたちが通って来ます。小児歯科専門医の治療を受けさせたいという保護者が、遠い場所からも通って来るからです。

これだけ大量の情報が流されている今、小児歯科専門医や認定歯科衛生士の情報がもっと広まってほしいと思います。そして、私たち自身も認知を広める努力をしなければいけないと思っています。

子どもを通わせる歯科医院を選ぼうとした時、あれこれ迷うのは当然のことでしょう。そんな時の道しるべとなるのが、小児歯科専門医、認定歯科衛生士の存在です。

そして近くに専門医のいる歯科医院がない場合には、子どもに対する接し方、親に対する説明やコミュニケーションの仕方などから判断してください。自分の心で感じたこと、伝わってくるものから見極めてみてください。

自分の選んだ歯科医に、子どもの将来を預けるというのは大げさではありません。そういう気持ちで本当に信頼できる歯科医師を選んでいただきたいと思います。子どもの成長を見守ることができるよう、長く付き合える歯科医院を選んでいただきたいと思います。

もちろん、もし「ちょっと違ったかな」と思えば、歯科医師を変えてもいいのです。ただしひとつ注意しなければならないことがあります。

通っていた歯科医院を変えようと考えるのは、多くの場合、親の希望と歯科医師の治療方針が合わないからでしょう。

歯科医師が自分の希望と違う治療を勧める。矯正をすぐしろと言う。またはまだ早いと言う。

それはなぜなのか。きちんと説明を聞き、自分や子どもの気持ちも伝え、その上で、焦らずに総合的に判断してください。

一番重要なのは、子どもは一人ひとり違うということ。周囲と比べて焦ったり心配したりする必要はありません。

そして、不安を煽るようなことを言う歯科医師は信頼できないと私は思っています。どんなことでも、親や子どもをむやみに不安にさせないよう配慮をもって説明をすることが大切だと思っています。

子どもと親のことを心から考えて治療にあたる歯科医師であれば、多少技術は未熟であったとしても、ていねいに、子どものためを第一に、将来のことまで考えて治療をしてくれるだろうと思います。

お母さんを一瞬で安心させられるような小児歯科医を目指しています

私が大学病院の医局で診療していた時、お母さんにも子どもにも絶大な人気を誇る上司がいました。でも当時の私は、その上司の治療をいい加減だと感じていました。

虫歯の子どもに、非常に簡単な詰めものをして「取れたらまた来て」と言う。いつもニコニコしていて優しいけれど、歯科医としてそれはどうなんだろう。もっときちんと治療するべきなんじゃないか。若い医師たちの手本になるべき存在なのに、そんないい加減なことでいいのかと批判的な目で見ていたのです。

若かった私には「完璧に治療するのが患者さんのため」という考え方しかなかったのですね。すぐに詰めものが取れてしまうような上司のやり方では、お母さん方も納得しないのではないかと思うけれど、なぜか信者と言ってもいいほどに、全国からその上司を信頼する患者さんたちが集まってきます。

もちろん上司も、必要な時にはどんなに子どもにイヤがられても、しっかりと治療していました。でも子どもたちはあまり泣いたり暴れたりしないのです。厳しい治療で泣いて暴れていた子も、ニコニコしながら次の診療にやってきます。子どもが押さえつけられたとしても、お母さんは落ち着いて見守っています。

それも不思議でたまらなかったのですが、今ならよく理解できます。

ここに来たから、この先生に診てもらえるからもう大丈夫。何も心配せずに任せておけば、一番いいようにしてくれる。

保護者も子どもも、心からそう信じていたから、詰めものがすぐに取れても「また先生に診てもらえばいい」と思えたのでしょう。つらい治療も「必要なことだから仕方ない。先生に任せておけば大丈夫」と我慢できたのでしょう。

私もそんなふうに、一瞬で患者さんを安心させられる歯科医になりたいと思い続けています。そしてふと気づくと今、治療に関して言えば、私も同じようなことをしているなと思います。

小さな歯の健康な部分まで削って取れないように詰めものをするより、どうしても削らなければいけない最小限の部分だけ削って、できるだけ歯を残したほうがいい。

そう思えば、詰めものが安定しなくても、小さく削って簡単に詰めます。取れたらまた来てもらえばいいからです。

歯医者に行くことに抵抗がない保護者や子どもも「取れたらまた行けばいい」と思ってくれます。歯医者に行くことに抵抗がないようにする。この虫歯をどう治療するかという以前に、その人の一生を左右する「歯医者とのいい付き合い方」を知ってもらうことが何より大切なことだと考えています。

私の上司もきっと、最初は教科書通りの治療をしながら、小児歯科の経験を積む中で、何が本当に子どもと保護者のためなのかを模索してきたのでしょう。

トライアンドエラーを繰り返しながら、自分自身のやり方で子どもも保護者も安心させられる小児歯科医になっていったのだと思います。

それは一般的なお口の中のケアとは違う部分であり、小児歯科の経験を積んだ歯科医にしかわからないことです。虫歯ができてはいけないと神経質になるより「虫歯ができたら網野先生に診てもらえばいい」と気楽に考えてもらえる。そのほうがお母さんも子どもも幸せだと思うので、私もそんな歯科医師を目指しています。

第2章

子どもの矯正治療を検討する時に知っておいてほしいこと

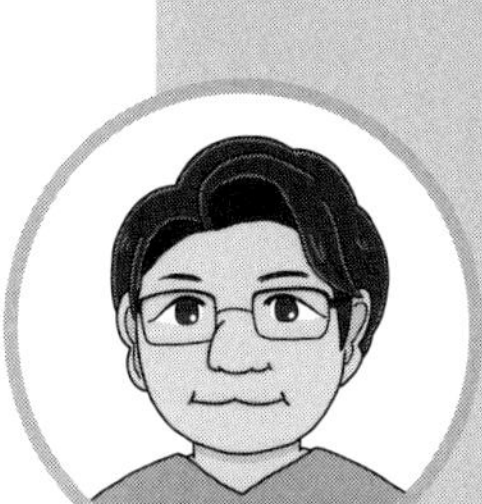

今は3年でお母さんの考えが変わります

矯正治療は一般的に、長期間、患者さんに負担がかかる治療です。

小児歯科の治療では、お母さんをはじめとする保護者の方々とのコミュニケーションが非常に重要だということを繰り返しお伝えしています。

お母さんが歯科医師を信じて協力的なケースと、うまく良好な関係が築きれなかったケースとでは、治療の過程から結果までもが変わってしまう場合があります。矯正のような大変な治療の場合は、それが特に顕著です。そのため、お互いにしっかりと信頼し合える関係を築くことが大切です。

良好な関係づくり、コミュニケーションの取り方は、私たち歯科医師に必要なスキルです。歯科の教科書に載っているわけではありませんから、それぞれが試行錯誤しながら身につけることになります。

一朝一夕にできることではありませんが、最近はさらに難しさを感じることがあります。その原因がインターネットなどによる情報の氾濫です。

私が修行時代だった頃は「お母さん方の考え方やトレンドは10年で変化する」と言われていました。それに合わせて対応の仕方も変えていかないといけないと言われていたものです。

もし患者さんに対してすることが同じであっても、伝え方を考えて、必要に応じて変えていかなければいけないということです。

それが最近では3年です。3年でお母さん方の考え方や見方が変わるというのです。

情報化社会で、少し前だったら一般の人々が触れないような情報も開示されています。片手でスマホを操作するだけで、子どもの歯に関する情報が読みきれないほど表示されます。

そのすべてが正しいわけではなく、また一人ひとり違うお口の中の、どの状況に関する情報なのか、詳しくはわかりません。けれどそうやって自分で手に入れた情報の中から答えを見つけ出そうとする人もいます。

情報以外にも、世相というのは人間関係に大きな影響を及ぼします。

少子化や核家族化が進み、子どもが大切にされている時代です。親と子という関係よりも友達同士のような親子が増えているような気がします。

たとえば昔であれば、治療中に子どもが泣いたら、お母さんが「先生の言うことを聞いてちゃんと治療してもらいなさい」と叱る場面がありました。

けれど今は「子どもがかわいそう」という気持ちが先に立つお母さんが多くなっています。

「こんなに泣いているのに治療を続けるなんて」「痛いと言っているから、もうやめてあげてください」。そう言うお母さんもいます。治療中に子どもと一緒に泣いているお母さんもいます。

お母さんとの信頼関係が築けていれば、それでも治療は続けられますが、しっかりした関係が築きされていない時は、もう来院してもらえないかもしれません。そして「あの歯科医院でこんなことをされた」「子どもが泣くほど痛い治療をする」などとインターネット上に書かれるかもしれません。

実際、インターネットの掲示板にまったくのウソの誹謗中傷を書かれたこともありました。

長く通院してくれている患者さんたちは、そんなことがないと知っています。でも、インターネットの情報を見て「あそこの歯科医院は乱暴な治療をするらしい」「子どもの扱いがひどいらしい」と思う人もいるでしょう。

さらには「インターネット上の悪口を消してあげます」という業者もいると聞きます。

世界中をこれだけ行き交う情報の一つひとつのウソ、本当を確かめるすべも、自分に対する誰だかわからない人からのコメントに反応する時間も労力もありません。

私たちにできることは、来院してくれる患者さん一人ひとりに対して、どこにも負けない対応と処置をするだけだと思っています。

子どもの歯は大人とは違うので、治療の判断もさまざまに

子どもの虫歯は、できやすい場所がはっきりしています。それが大人の虫歯との大

きな違いです。

母乳やミルクを飲んでいる1歳半くらいまでは、上の前歯の外側が虫歯になりやすくなっています。1〜2歳では、前歯の歯と歯の間に、3歳頃までは奥歯の噛むところが虫歯になりやすいポイントです。

5歳をすぎた頃から、顎の中で永久歯の準備が始まります。それに伴い歯と歯の隙間が詰まってきて、歯と歯の間の汚れが取りにくくなります。これも虫歯ができやすい状態です。

永久歯が生える時期は、どの歯かによって違います。たとえば奥歯のひとつである第2小臼歯が生えるのは11〜12歳頃。

もし5歳で奥歯の第2乳臼歯に虫歯ができてしまったら、永久歯が生えてくるまで6〜7年使い続けなければなりません。

そうなると、状態によっては削ってケアをする必要が出てくることもあります。

前歯は7歳頃に生え変わるので、7歳になって前歯に小さな虫歯が見つかっても、治療の必要はないでしょう。

乳歯の名称と生える時期（目安）＆虫歯になりやすい場所
（右側の説明は左側も同じ）

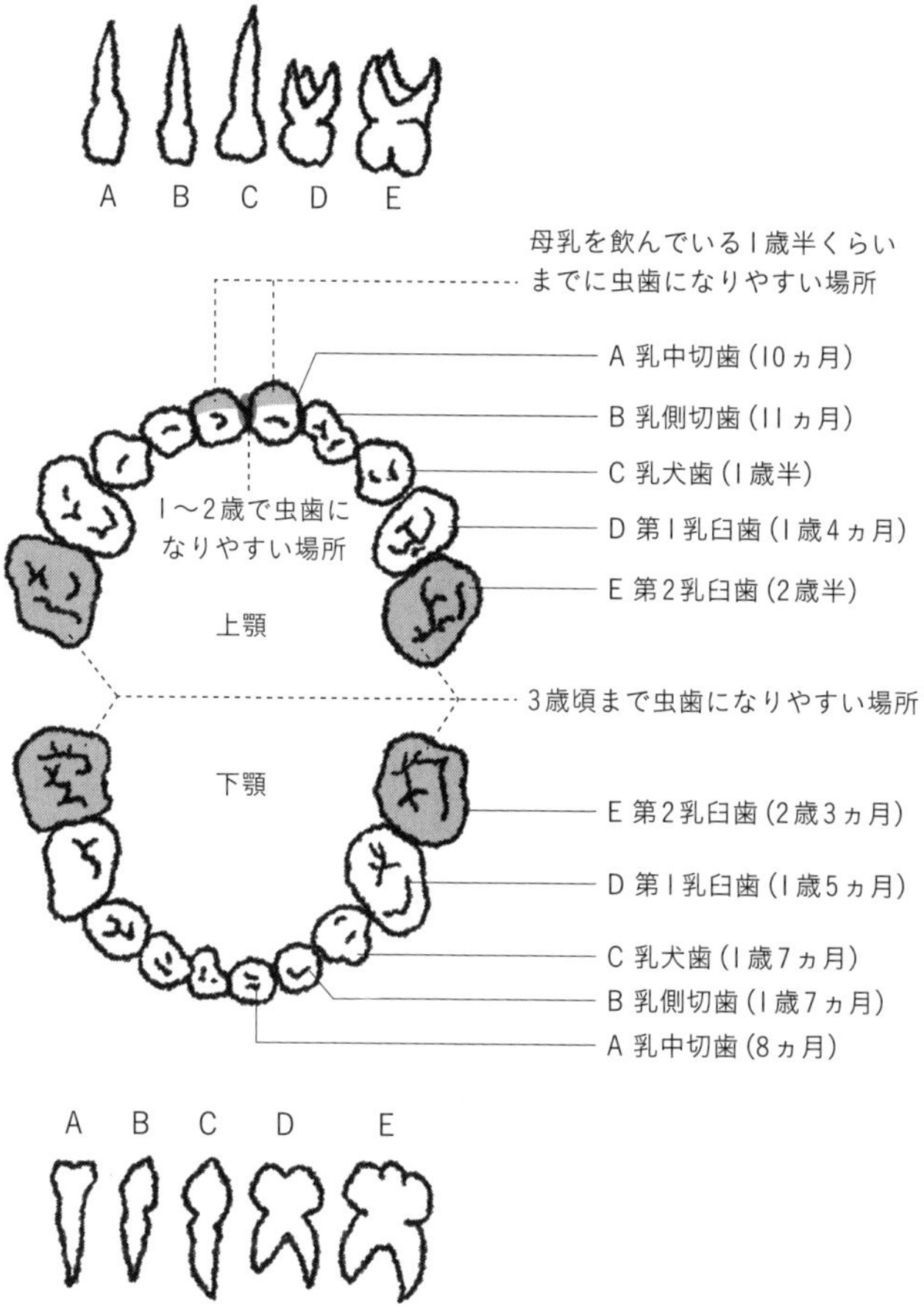
A B C D E
母乳を飲んでいる1歳半くらいまでに虫歯になりやすい場所
A 乳中切歯（10ヵ月）
B 乳側切歯（11ヵ月）
C 乳犬歯（1歳半）
1～2歳で虫歯になりやすい場所
D 第1乳臼歯（1歳4ヵ月）
E 第2乳臼歯（2歳半）
上顎
3歳頃まで虫歯になりやすい場所
下顎
E 第2乳臼歯（2歳3ヵ月）
D 第1乳臼歯（1歳5ヵ月）
C 乳犬歯（1歳7ヵ月）
B 乳側切歯（1歳7ヵ月）
A 乳中切歯（8ヵ月）
A B C D E

ひとくくりに虫歯と言っても、できた場所、年齢などによって対処法はさまざまです。

大人の虫歯の場合は、大きくなりそうな虫歯は治療する。そうでなければ様子を見るというケースがほとんどですが、子どもはそういきません。

現状のお口の中の状態に加えて、成長していく状態の予測、保護者や子どもの協力態勢、家庭環境などを多角的、総合的に判断して、治療の方法やタイミングなどを決めていくのです。

多くのお母さんが気にする矯正治療であれば、特に一人ひとりの状態に合わせた判断が重要です。

私は基本的には、自然のままの歯並びが本人にとって一番ストレスが少ないと思っています。

ただし、虫歯や歯周病になりやすい歯並びの場合は、将来的なリスクになります。そのリスクが大きいと判断した場合は、選択肢のひとつとして矯正を提案することもあります。

永久歯の名称と生える時期（目安）
（右側の説明は左側も同じ）

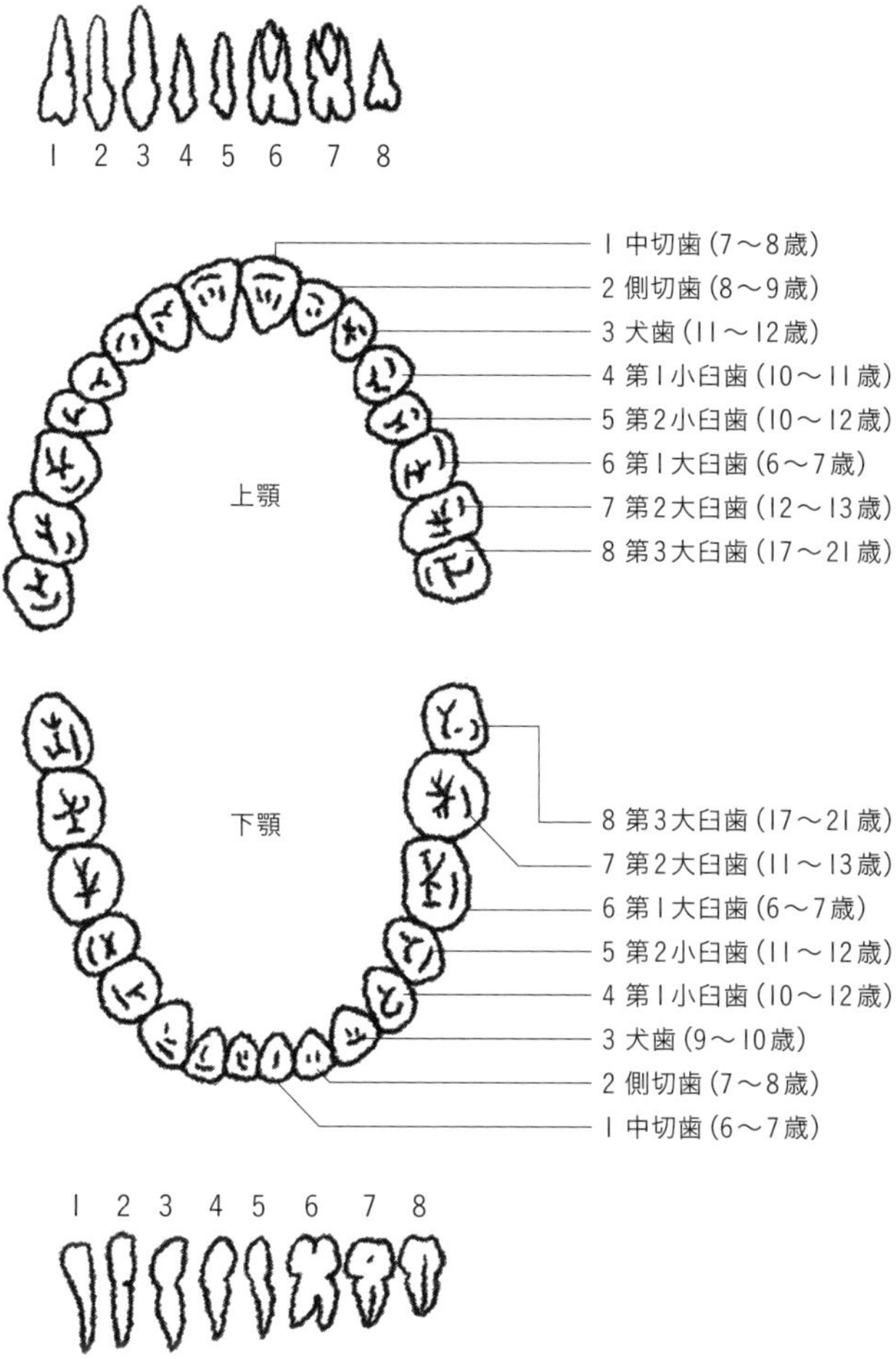
1 2 3 4 5 6 7 8
1 中切歯（7～8歳）
2 側切歯（8～9歳）
3 犬歯（11～12歳）
4 第1小臼歯（10～11歳）
5 第2小臼歯（10～12歳）
6 第1大臼歯（6～7歳）
7 第2大臼歯（12～13歳）
8 第3大臼歯（17～21歳）
上顎
下顎
8 第3大臼歯（17～21歳）
7 第2大臼歯（11～13歳）
6 第1大臼歯（6～7歳）
5 第2小臼歯（11～12歳）
4 第1小臼歯（10～12歳）
3 犬歯（9～10歳）
2 側切歯（7～8歳）
1 中切歯（6～7歳）
1 2 3 4 5 6 7 8

歯が1本少なかったり多かったりすることはめずらしいことではありません。歯が大きかったり小さかったりするのも個性のひとつです。

そのことによって噛み合わせに問題が生じたり、体調に不調をきたしたりするといった場合は矯正を考える必要がありますが、必ずしも問題が出るというわけではありません。

小児歯科専門医は、今の状態だけでなく成長した先の状態も予測してお口の中をケアし、見守っています。

子どもの歯科治療の中でも、矯正治療は特に適正なタイミング、適正な方法を選ぶことが重要です。焦らずに、心から信頼できる歯科医を探して、じっくり相談した上で判断することをお勧めします。

歯科医師よりお母さん友達の情報を優先してしまう

前項でインターネットにあふれる情報が、時にお母さん方を迷わせたり悩ませたりしている現状を述べました。

もうひとつ、お母さん方の大きな情報源がママ友のネットワークです。日常的に顔を見ている相手であり、自分と同じように子どもを育てている仲間です。信頼感や絆があるのは当然です。その中で交わされる言葉が、重要な情報源のひとつであることは間違いないでしょう。

ただ、医療などについて正しい最新情報に触れられたり、個々のケースに合わせて有益な情報を選べたり、実際に治療の経験があったりするのは、医療の専門知識をもつ人だけです。玉石混交の膨大な情報から正しい情報を選び出すことは、一般の人には難しいはずです。

ママ友の実際の体験談だとしても、どこかの子どもにとってよかったことが、自分の子どもにもよいとは限りません。悪いことも同じです。正しいとか間違っているとか、ウソとか本当とかいう以前に、合う、合わないがあるのです。

けれど中には「みんなが始めたから」「早いほうが楽と聞きました」などと、周囲の状況から矯正を急ごうとするお母さんもいます。

現時点では矯正が必要とは思えない子どもに対しても、常に「矯正をしなければいけないのではないか」と心配しています。

私たちの子どもの頃は、矯正をしている友達はあまりいませんでした。けれど、今は学校の同じクラスに矯正をしている子がいるのが普通です。

時代的には「矯正はめずらしい」から「矯正をする子（させている家庭）は進んでいる」、そして大げさにいえば「矯正をするのが普通」というほどの状況になっているようにも感じます。

前に少し触れましたが、欧米との比較の話もよく耳にします。

たとえば「日本人は歯並びに関する意識が遅れている」「歯並びを整えるのは欧米では当然のことで、むしろマナーに近い」などという話を聞きます。

欧米では矯正する人が多いのは事実です。だからといって、今、日本でお母さん方が子どもの歯並びを気にするのは当然かといえば疑問です。

まず、昔から欧米で多い矯正と、今の日本の矯正ブームでは状況が違いすぎます。

欧米では、16歳をすぎた頃から、多くは矯正をしたい本人がアルバイトで費用を用意して矯正治療を始めます。

これはとても理にかなっていると思います。16〜18歳といえば、基本的な顎の成長はだいたい終わる時期です。歯に装置を取り付けることでストレスもかかる矯正治療ですが、本人の意志なら自分で頑張れるはずです。

それを、みんな気軽に矯正をするというところだけもってきて、顎も歯並びもまだまだ成長によって変化する、矯正がなんのためだかもわからない子どもの顎や歯に装置を取り付けるというのはおかしいのではないかと感じます。

もちろん、このままでは成長や噛み合わせに支障が出そう、また体調に悪い影響を及ぼしそうなどという場合は別です。

今現在「子どもに矯正をさせてあげたい」「させなければいけないのではないか」というお母さんが多いということは、ママ友のネットワークでは「矯正は早いほうがいい」という情報が多いのだろうと思います。

お口のケアのプロである歯科医師が「それは違います」と言っても、ママ友同士の強いネットワークが冷静な判断をしにくくさせているのでしょう。

それもこれも、子どもを大切に思うからこそ。子どもの幸せを願い、少しでもつらいことの少ない毎日を送ってほしいと思っているからこそです。

だからこそ、一度落ち着いて考えてほしいのです。周りと交流したり、情報交換をしたりするのはいいでしょう。けれど、自分の子どもは誰もがオンリーワンです。比べることは意味がありません。

比較して判断材料のひとつにするのはいいとしても、一方向からの情報だけで、子どもの未来を左右する重大な決断をするべきではないと思います。

これだけは知っておきたい子どもの矯正治療

近年、矯正の技術や矯正装置の質は飛躍的にアップしました。今も技術の進歩は続いており、どのように矯正するかの選択肢も増えました。

膨大な情報のすべてを本書で紹介することはできませんので、ここでは私たちの矯正に対する基本的な考え方や方針、そして一般的な子どもの矯正の方法などを紹介していきます。

具体的な話に入る前に、第1章で述べたことを、ここでもう一度書いておきます。子どもの歯並びをよくしたかったら、あまり気にしすぎないことです。いい歯並びでいい人生を歩ませてあげたいのであれば、神経質になりすぎないほうがいいでしょう。

そのことは、常に頭の片隅に置いていていただきたいと思います。

お母さんたちの意識が3年で変わるという話をしましたが、世の中のトレンドも時代や国民性によって変わります。

日本では八重歯が可愛いと言われた時代がありました。欧米では八重歯は嫌われていて、矯正の対象になります。

これは国民性の話ですが、欧米の八重歯に対するマイナス評価を受けて、日本でも八重歯が可愛いという意識は少なくなってきているように感じます。これはトレンドの話ですね。

このように、時代によって評価は変わりますが、子どもたちはそれぞれがオンリーワンであり、長い人生を歩んでいきます。簡単に移り変わる評価や情報に左右されることなく、子ども本人としっかり向き合って、よりよい選択をしていただきたいと思います。

矯正治療を始める時期
～「早ければ早いほうが楽」というのは違います～

なぜか日本では「矯正は早ければ早いほど本人への負担が少ない」という話が信じられています。

子どもの矯正の場合、これは正しくありません。けれど間違っていますとは言えません。早く始めたほうが負担が少ないケースもあるからです。ただし、それにしても「早ければ早いほど」ということには賛成できません。

「あまり小さいうちに矯正装置をつけさせるのはかわいそう」と言うお母さんがいれば「思春期に矯正装置をつけているのはかわいそうだから、それまでに終わらせてあげたい」と言うお母さんもいます。

どちらが正しくて、どちらが間違っているわけではありません。矯正の場合、何が最適かを決めるのは、気持ちではなく、子どものお口の中の状態です。

「早ければ早いほど」も含めて、どれも子どものために、少しでも負担が少ない矯正治療をという気持ちから出た意見だということはわかります。

私としては、虫歯ができにくい歯並び、歯周病にかかりにくい歯並びであれば問題ないという判断です。歯の重なりが少なくて、ある程度並んでいれば、お口の中のお掃除は問題なくできます。

そうであれば矯正の必要はないと思っていますが、あとは見た目を本人やお母さんが気にするかどうかです。見た目のことで私のほうから矯正を勧めることはありません。気になることがあれば患者さんのほうから話が出てきます。

矯正したことを周囲に気づかれないように、幼い頃に終わらせたいというお母さんもいますが、それは難しいことです。顎の発達が終わらないうちの矯正は、その後もう一度、仕上げの矯正が必要になることが多いからです。

顎が成長していくということは、土台が動いていくということです。いくら上の部分をきれいに整えたと思っても、土台が動けば状態もバランスも変わっていきます。

そのため、矯正をする場合の私の基本スタンスは、顎の成長が終わってからするのがお勧めということです。

でもそれはなかなか伝わらないことが多いですね。今は不安を煽る情報が本当に多いので、真面目なお母さんほど心配事に囲まれがちです。そうなると「まだ大丈夫ですよ」と言われても信じられない。「早くしないと手遅れになりますよ」「後悔しますよ」と言われるほうがしっくりくるのかもしれません。

「成長途中で土台が動いているのだから、歯という上に乗っている部分だけ治してもまたずれてきます」。こうして書くと、当たり前のことだと思うのではないでしょうか。

それでも、子どもの矯正となると、その当たり前のことを伝えても「でも、周りはもう始めているんです」などと言われてしまうのが不思議です。

早いうちに始めるメリットがあるケース①

ただし、小さいうちに矯正をするメリットがないわけではありません。

顎を広げることが必要な矯正の場合は、顎が成長する力を利用して顎を少しずつ大きくしていくことができます。

歯並びというのは、顎の大きさと歯の大きさのバランスです。歯は小さくできないけれど、顎を大きくすれば大きな歯もきれいに収まるわけです。その場合、本人の成長力を利用して顎を若干広げることができます。

将来本格的に矯正するという場合も、顎が大きくなっていることで、歯を動かす移動量が少なくて済む場合があります。すると痛みも若干少なくて済む場合があるようです。

ただし、小さい時から顎を広げておけば、歯を間引かなくて済むと思っているお母さんもいますが、それは違います。

成長の力を利用して顎を広げるといっても、当然限度があります。お母さんのお腹の中で少しずつ形づくられてきた骨格を、そんなに簡単に、劇的に変えられるわけがありません。抜かなければならないほどの歯であれば、いつかどこかで抜かなければきれいには並びません。

早いうちに始めるメリットがあるケース②

もうひとつ、骨格的に問題がある子どもは、当院でも早いうちに始めることがあります。たとえば上の顎が小さくて、下の顎が普通の大きさというような場合は、見かけ上は受け口に見えます。また、上の顎が普通の大きさで下の顎が大きく育つタイプの場合も骨格的に問題があるという判断をします。

そういったケースでは、成長期を利用してその骨格の成長をコントロールするために、顎の成長の終わりを待たずに矯正をスタートするという考え方があります。

骨格に問題がある場合、成長力を利用しないまま大きくなってしまうと、外科的な処置が必要になってくることがあります。

成長力を利用してうまく顎の成長の管理ができればそれで済んだものが、成長力をうまく利用できなかったり、それをしないまま成長を終えてしまうと、その後に矯正をするためには、顎を削ったり切ったりという外科的な処置が必要になることもあるのです。

それはやはり大変なことです。このようなケースは、子どもの時期にやるべき矯正です。100％うまくいくかどうかはわかりませんが、成長力を利用してやっておく価値があるという場合、私たちは「こういう理由で子どものうちにやったほうがいいですよ」と積極的にお勧めしています。

早いうちに始めることでメリットがあるかどうかを見極められる歯科医師と見極められない歯科医師がいます。歯の型取りをして、矯正装置を入れてネジを回せば広がる。その程度の認識で矯正に踏み切る一般の歯科医も少なくありません。

そういう歯科医と「早くしないと手遅れになるかも」という不安を抱えたお母さんが出会ってしまえば、将来を考えた多角的な判断などする間もなく「では装置をつけましょう」ということになってしまうでしょう。それが怖いなと思います。

Column

6年かけても終わらなかった矯正の教訓

お母さんが「中学受験の前に矯正を終わらせたい」と言って来院してきた女の子のケースです。

お口の中を診断して、永久歯列になってからの矯正が必要だと判断しました。

そこで「今はまだ早いです。今、矯正しても、必ずまたしなければならないから、時期を待って一度で終わらせましょう」と伝えたのですが、説得しきれなかったのです。

お母さんは子どもを他の歯科医院に連れて行って矯正を始めました。矯正だけ他の歯医者でして、クリーニングや定期健診などのお口の中のケアは当院に通ってくれていました。

やはり何年たっても矯正が終わりません。本当に切なくなりました。6年ほど矯正を続けて、結局受験も終わり、希望していた中学校に合格しました。その後、矯正の先生に「この後はどこかの歯を間引いて、本格的な矯正をします。今までは取り外し式の装置だったけれど、今度は歯に矯正装置を取り付けて、ボタンをつける矯正をしないとダメです」と言われたというのです。

ならばこれまでの6年間はなんだったのでしょうか。

ここでお母さんも今の矯正ではダメだと判断し、矯正治療を一度やめて、当院で改めて適正なタイミングを見て矯正を始めることになりました。

この女の子の妹もずっと当院に通っています。お母さんは妹にも矯正をさせる予定ですが、今度は私が判断する最適なタイミングで始めましょうと言ってくれています。

矯正治療の期間について

矯正というのはお口のケアの中でも、もっとも個人差があり、その見極めが必要な治療かもしれません。

生まれもった骨格や歯の状態が原因であることがほとんどですが、成長の仕方や生活習慣なども影響してきます。

そのため一概に「早くやったほうがいい」「永久歯になってからやったほうがいい」などとは言えないものなのに、インターネットやテレビでは、まことしやかに「あるべき論」を語る人がいます。

人はそれぞれ顔の大きさも顎の大きさも違いますよね。乳歯から永久歯に生え変わる時期も、永久歯一つひとつの大きさも、場合によっては歯の数も人によって違います。

その中で、矯正がブームとも言える状況だから、専門的な知識が不足している歯科医も矯正治療をしているのが現状です。

「結局思ったようには治らなかった」とか「治らないからずっと続けています」と言う人もいます。ここまでやってきたからと思うと、どこかで線を引くことができなくなってしまうのでしょう。

そういう状況の中で、私たちが助かっているのが、矯正治療の経験があるお母さんたちが増えてきたことです。

「私も何年も矯正をしていました。あの長期間の苦しみは子どもに味わわせたくないから、ベストの時期を見極めて始めたいです」「いつ始めたらいいのか、先生が判断してください」と言うお母さんが増えてきています。

矯正は時間がかかるもの。そういうイメージが定着していますし、それは事実です。そのため、子どもに矯正をさせようと考えているお母さんには必ず「何年くらいかかりますか」と聞かれます。

先に述べたように、個人差が大きいのが矯正治療です。今のお口の中の状態を見て「このくらいかかります」と断言はできません。長期にわたるものだけに、生活習慣などによっても歯の動き方が違ってくるという面もあります。

とはいえ、まったく先が見えないのでは、子どももお母さんも治療のモチベーションが保ちにくいでしょう。そのため、一般的な目安であることを理解していただいた上で答えています。

通常は早期（1期）治療で1～2年、本格（2期）治療で2～3年です。

早期治療とは、乳歯列期や乳歯と永久歯の生え変わりの途中である混合歯列期に、顎の成長の様子を見ながら噛み合わせや顎の形、大きさなどを改善していく方法です。一般的に1～2年で終了します。

本格治療は、永久歯が生え揃い、歯の土台である顎の成長が落ち着いた頃から始める矯正です。前項の通り、本格治療が必ず必要だという場合は、早期治療をせずに成長が止まる時期を待つことが多いです。

早期治療だけで歯並びや噛み合わせのバランスがよくなれば、もちろん本格治療の必要はありません。ただし成長と共に歯並びが変わってくることもあるので、経過観察を続ける必要はあります。

本格治療の場合、矯正装置をつけている期間は2～3年が一般的です。その後、動

小児矯正の流れ（例）

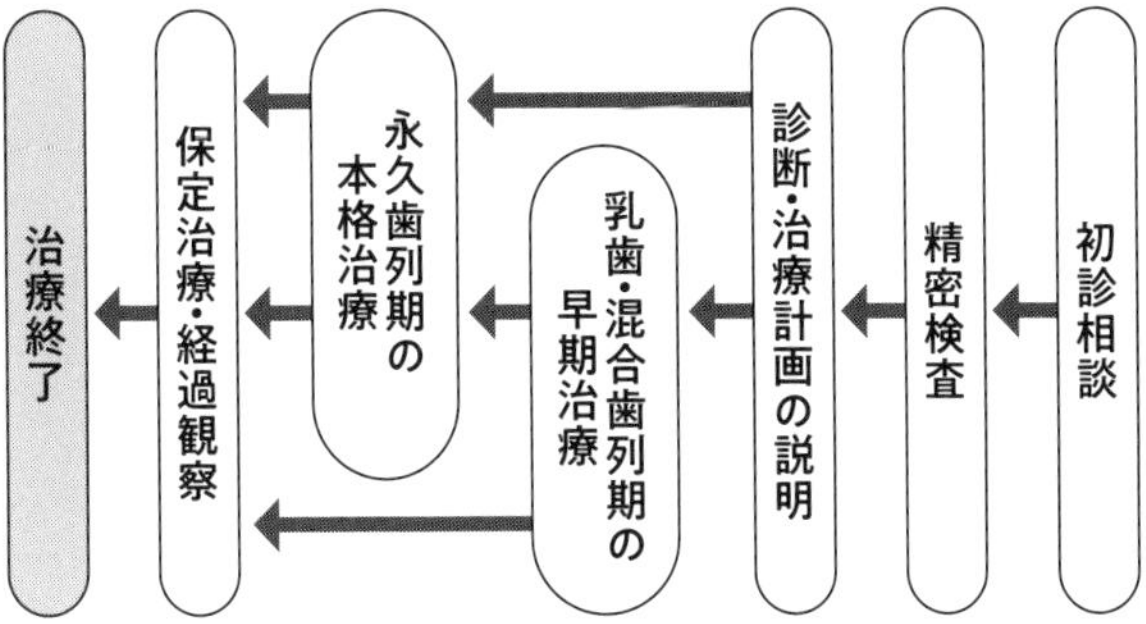
初診相談
精密検査
診断・治療計画の説明
乳歯・混合歯列期の早期治療
永久歯列期の本格治療
保定治療・経過観察
治療終了

かした歯を安定させるために保定装置をつけて経過観察をします。この保定治療の期間は、矯正装置をつけていた時期と同等程度が目安です。ただし最近では、一生保定装置をつけることが理想と言われるようになってきています。

「早いうちに矯正を始めたほうが、早く終わって楽」という思い込みは、早期治療で終了する場合を指すのかもしれません。けれど、土台が動けばバランスは崩れるとお伝えした通り、早期治療だけで終わるケースはまれです。

通常は、前述した早いうちに始めるメリットがある場合を除いて、永久歯に生え変わり、顎の成長が止まってからの本格治療の時期を待つことが多くなっています。

矯正治療の種類について

矯正治療の方法や装置については、さまざまな選択肢があります。それぞれ特徴やメリット、デメリットがある中から、一人ひとりの患者さんにもっとも適した方法や装置を提案しています。

専門的な話になるので、私たちもできるだけわかりやすく伝えようと努力していますす。患者さんも、わからないこと、不安なことはなんでも聞いてほしいと思います。それができる関係が、矯正治療にはとても大切です。

本章の最後に、小児矯正の装置を紹介します。

●拡大装置（拡大床）による矯正

顎の成長過程で使用する早期治療用の装置です。成長力を利用して、顎自体が広が

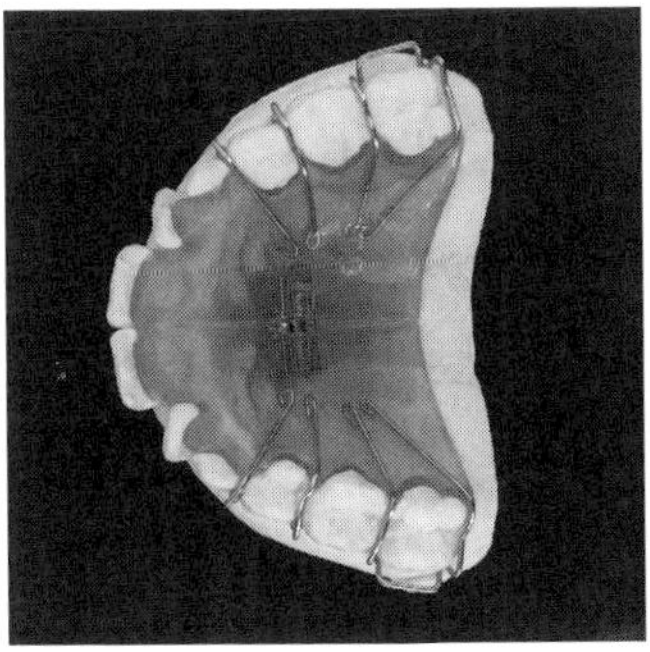

拡大装置
(正中)のネジを回すことで顎を
側方に拡大する。

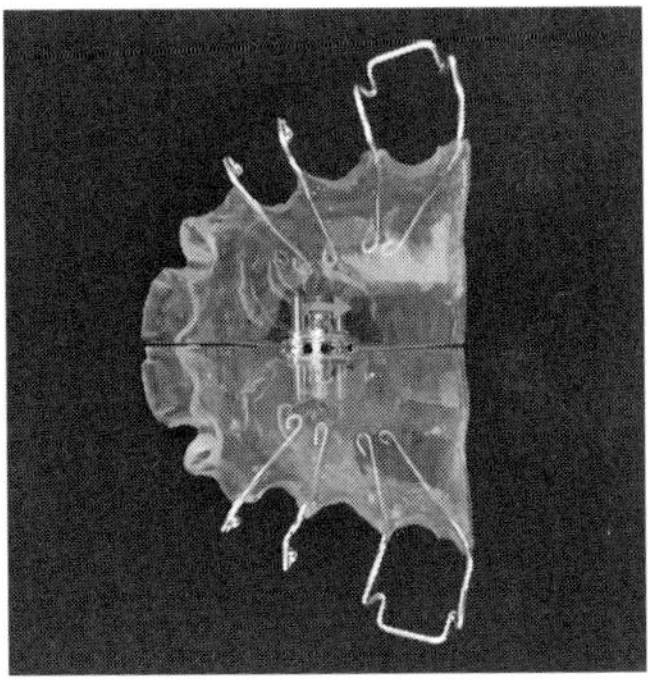

るように働きかけます。
外したい時には外せるので、装置のせいで食事がしにくい、歯を磨きにくいということもなく、比較的ストレスを抑えて矯正治療を続けることができます。
ただし、お母さんが見ていない間に子どもが勝手に外してしまうなど、取り外しできることのデメリットもあります。

【拡大装置の使用が向くケース】
歯を抜かなくても矯正が完了できそうな歯並びの場合に使用することが多い方法です。
(例)
・少しだけ凸凹している

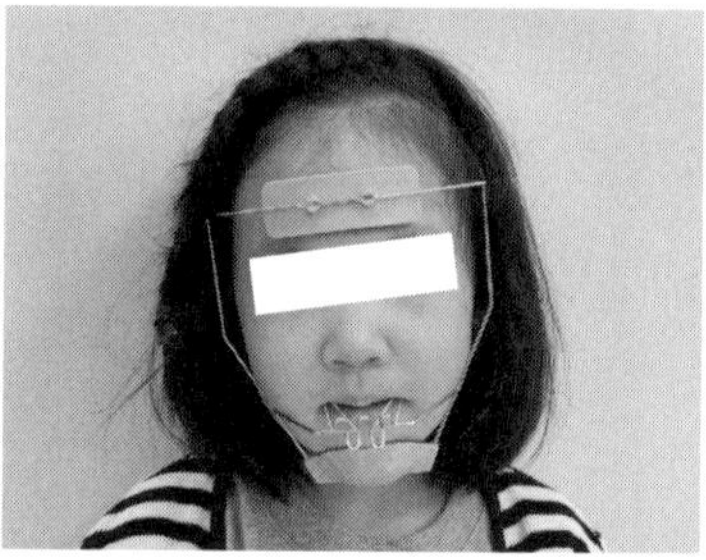

ヘッドギア

上顎を前方へ引っぱり、下の顎の成長を抑制する効果を期待する。

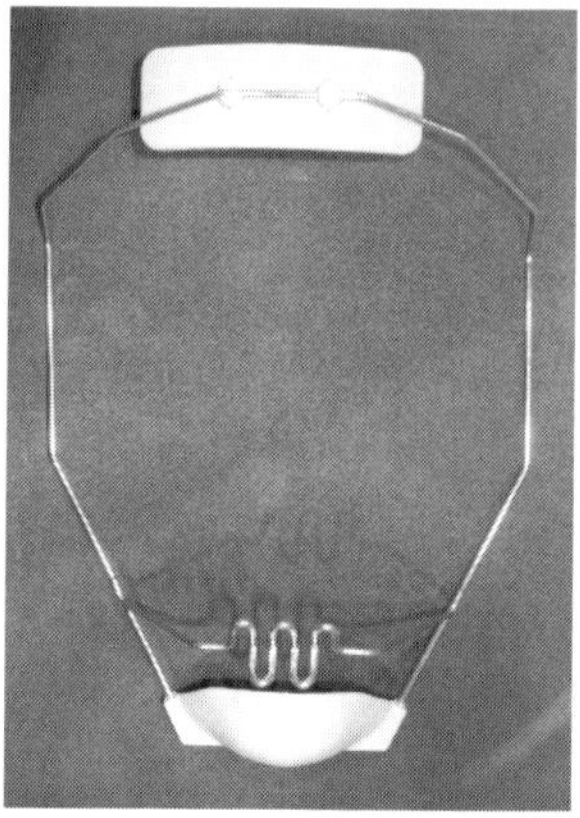

・少しだけ出っ歯
・1本だけ出たり引っ込んだりしている

●ヘッドギアによる矯正

上下の顎のバランスに問題がある場合、ヘッドギアをつけることで大きさのバランスを整える効果が狙えます。永久歯に生え変わる前の早期治療に使われます。基本的には就寝時につけるものなので、普段の生活には影響が出にくいのが特徴です。

神経質な子どもの場合、ヘッドギアが気になって熟睡できないことがあったり、寝相の悪い子どもはヘッドギアが外れてしまうなどのデメリットがあります。

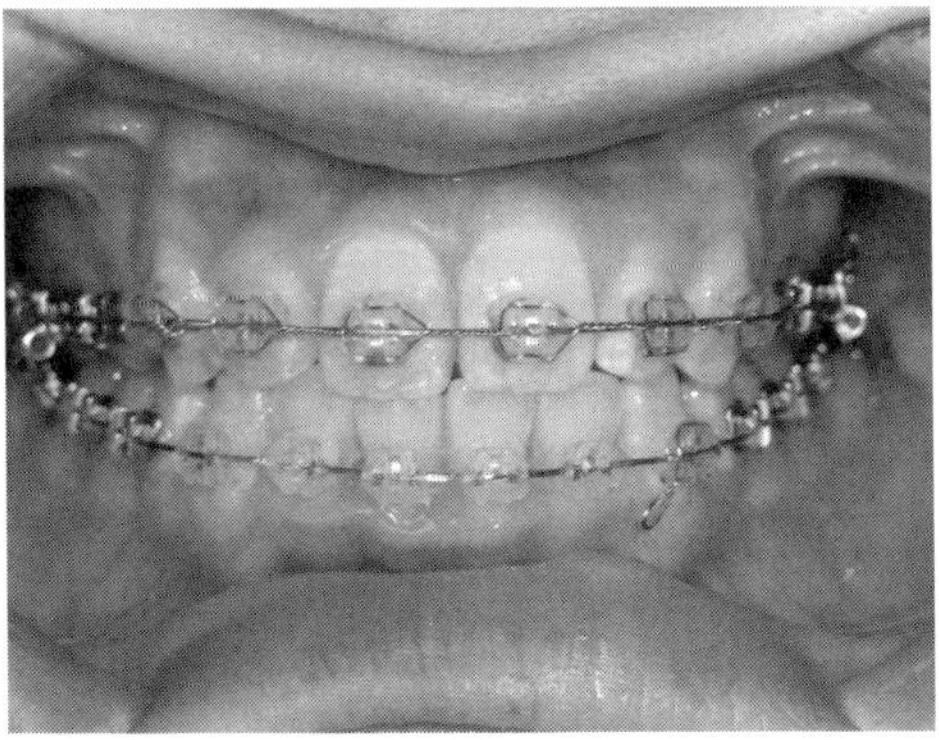

ワイヤーブラケット
ワイヤーの力を利用して歯を動かす。比較的自由度が高く歯の移動が可能。

【ヘッドギアの使用が向くケース】
一般的に、顎の大きさのバランスに問題がある場合に使用します。

●ワイヤーブラケットによる矯正
永久歯への生え変わりを終えた後、本格治療の段階でつける装置です。大人の矯正と同じで、歯の1本ずつにブラケットという装置を取り付け、ブラケットにワイヤーを通して矯正します。
細かな調節がきき、効果も出やすい反面、ワイヤーで締め付けることで痛みが出たり、装置のせいで食事や歯磨きがしにくかったりするということもあります。

また取り外しがきかないので、見た目を気にしてイヤがる人もいましたが、今では矯正は一般的になっており、ブラケットが恥ずかしいという意識はなくなってきているように感じます。

【ワイヤーブラケットの使用が向くケース】

歯並びが大きく凸凹している場合に用いることの多い方法です。歯が並ぶためのスペースが足りなければ抜歯することもあります。

（例）

・歯並びが凸凹している

・出っ歯

●マウスピースによる矯正

一般的には透明なマウスピースを、患者さんの矯正の道筋に合わせてつくり、それを歯に装着することで歯並びを整えていきます。

取り外しもできますし、つけっぱなしでも目立ちません。ただし歯を動かす力は強

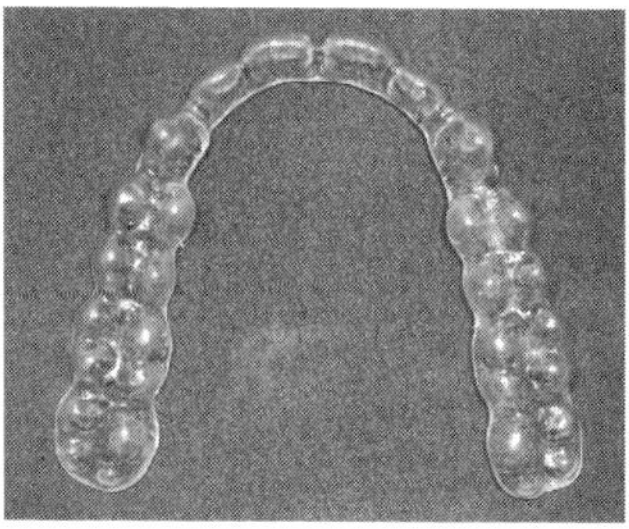

マウスピース
数週ごとにマウスピースを交換することで、
あらかじめ与えられた位置へ歯を移動する。

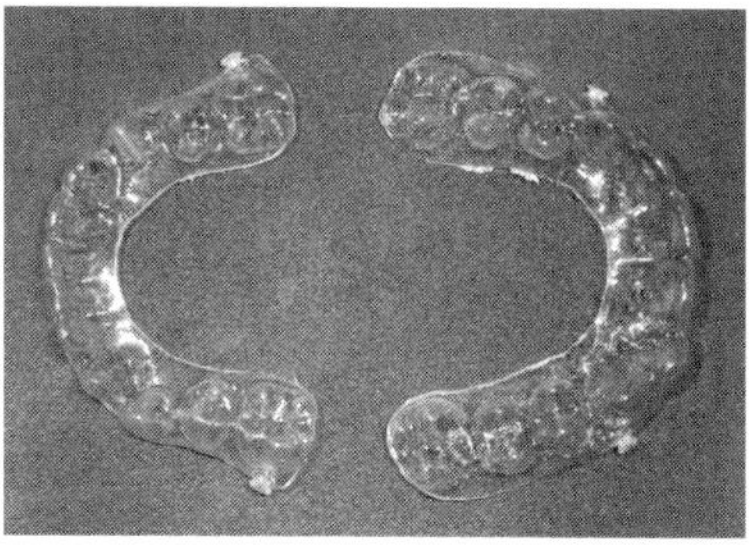

くないので、矯正に時間がかかったり、効果を感じにくかったりすることがあります。

【マウスピースの使用が向くケース】

一般的には歯並びが凸凹しているものの、それほど著しくない場合に使用します。また、ワイヤーブラケットではどうしても見た目が気になるという場合に用いることもあります。

第3章

よい歯並びのための子どもとのコミュニケーション

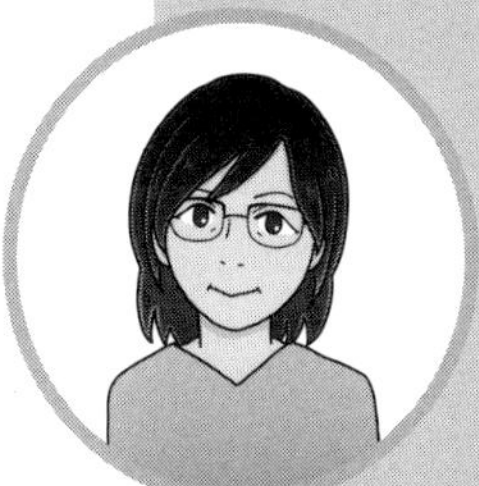

歯科医院の選び方

大学病院で小児歯科の歯科衛生士を務め、その後、小児歯科専門医の歯科医院で働いてきた経験から、歯科衛生士の目で見たお子さんのお口の中のケアについてお話ししたいと思います。

コンビニよりも数が多い歯科医院の中で、どの歯医者を選んだらよいのか。お母さん方は本当に悩まれると思います。

網野先生のお話にもありましたが、お子さんのお口のケアは、大人の歯の治療とはまったく違うことが多々あります。

歯医者さんだからきちんと歯の治療をしてくれる。お口の中をきれいにしてくれる。小児歯科と書いてあるから子どもの扱いが得意なのだろう。

どれもそうとは限りません。すべて、それぞれの歯科医がどんな人なのかによります。

歯科医にも、技術が高い人と、そうでもない人がいます。モチベーションのある人も、そうでもない人もいます。どんな仕事でもそうだと思います。歯科医も同じです。

小児歯科専門医や認定歯科衛生士のことは、すでに網野先生が詳しく説明しました。

私は歯科医をサポートする立場として、自分なりにいろいろな先生方を見てきました。

その中で感じるのは、技術の前に誠意と情熱ということです。

こうして言葉にするとなんとなく上滑りな感じもしますが、実際にそれぞれの先生と一緒にお子さんやお母さんと接していると、その考え方や状態が伝わってきます。

治療中はお子さんの状態に神経を配るのと同じように、先生が今何をしているのか、次に何をしようとしているのかなどにも気を配っています。そうでないと先生をきちんとサポートすることも、お子さんをしっかりケアすることもできません。

たとえば私たち、小児歯科に特化した歯科衛生士であれば、お子さんの泣き声や、ちょっとした表情の変化で、今、本当に苦しいのか、それとも甘えているのかなどがわかります。

治療中に嘔吐してしまうお子さんがいますが、それも泣き声や咳き込み方などで事前にわかります。そうでないと、きちんと対処ができず、治療が中断したり、ひどい時にはお子さんに危険が及んだりします。

お母さんならお子さんが吐きそうという時はわかるでしょう。私たちも、お母さんと同じようにお子さんの状態に注意して対処しています。お子さんのお口の中をケアするなら当然のことだと思います。

けれど、小児歯科を経験していない、もしくは経験が浅い歯科衛生士は「わかりません」と言います。それも当然のことかもしれません。

「まずはとにかくお子さんの様子を見続けること。そうすればわかってくるようになるから」と指導しますが、これも、ただ見ているだけではダメなのだろうと思います。

お子さんの様子を、どんな変化も見逃さないように意識して見守り続けること。同時に先生の行動を、その目的から理解して見続け、先々を予測しようとすること。その意識と経験の積み重ねから、本当にお子さんに寄り添って見守れる、先生のサポートを適切にできる、そしてお母さんの不安を取り除き、診察室を安心できる雰囲気に満たすことのできるスキルが身につくのだと思います。

お母さんが歯科医院を選ぶ時、最初の道しるべになるのが小児歯科専門医や認定歯科衛生士の資格の有無です。それ以外では、何でしょうか。口コミやインターネットの情報もありますが、本当のことかもわからず、口コミを書いた人と自分の好き嫌いや感性が同じかどうかもわかりません。

自分自身でその場に触れて判断する時には、雰囲気が重要な判断基準になると思います。

なんとなく安心できる、落ち着けると思える歯科医であれば、患者さんの心に寄り添う気持ちもスキルもあるはずです。

話しやすい、相談しやすいということも大切なポイントです。大事なお子さんのお口の中のことです。聞きたいことはなんでも、ストレスなく聞ける歯科医院を選んでほしいと思います。

雰囲気や感じというと、曖昧なように思われるでしょうか。

でもきっと、本当にお子さんのことを考えてくれる先生に出会えば、お母さんやお子さんにもわかるはずです。私にもわかります。本当に患者さんの人生をよりよくしたいと思いながら治療をしている先生と、仕事だから治療しているという先生では、受ける印象、伝わってくるものが違います。

治療の時に泣いて大暴れしたのに、何もなくても定期的に検査やクリーニングに来てくれるお子さんがたくさんいます。そういう時、気持ちは通じているのだなと思ってうれしくなります。

治療はイヤだったし、イヤな気持ちが抑えられなくて、つい泣いたり暴れたりしてしまったけれど、先生は自分のために一生懸命治療をしてくれているんだと、子ども心にも理解してくれていると思うのです。

お母さんと信頼関係を築くことが治療の第一歩

お母さんとお子さんは、互いに影響し合っています。

お母さんの気持ちや生活習慣は、お子さんのお口の中の状態に影響します。逆に、お子さんのお口の中の状態が、お母さんの気持ちに影響することもあります。

お子さんに虫歯ができたと言って、本当に落ち込んでしまうお母さんがいます。治療中に泣くお子さんを見て、本当につらそうに泣いているお母さんもいます。責任を感じてしまったり、かわいそうで見ていられなかったり。お母さんは、お子さんのお口の中の状況によって喜んだり、安心したり、落ち込んだり悩んだりしているのです。

そんなお母さんとの信頼関係を築くことが、小児歯科治療のはじめの一歩です。治療を始める時には、最初にお口の中の写真を撮ります。お母さんにお子さんのお口の中の状態を知ってもらうためです。どこに問題があるのか、どこに虫歯ができているのかを見てもらい、どのように治療する予定かをアニメーションを使って説明します。

治療を終えたらどうなったかを報告して納得してもらう。それを毎回繰り返して、信頼を積み重ねていきます。

一方的に報告をするのではなく、お母さんの性格や様子を見ながら、どうしたらより伝わりやすいか、どうしたらわかっていただけるかを考えながらコミュニケーションしていきます。

歯医者に行くのがイヤなのは、お子さんだけではありません。お母さんも、歯医者に行かなければならないことを義務のように感じ、ストレスを感じていることがほとんどです。

お子さんにイヤがられないことの前に、お母さん方がイヤではない歯医者でなければなりません。

特に初診の場合は、私たち歯科衛生士も先生も、お母さんがお子さんを連れて入って来た時から、ずっとおふたりを見ています。

お母さんの表情や態度、お子さんへの接し方を見て、歯医者をどう思っているか、お子さんとお母さんの関係などを汲み取ろうとします。

お母さんが「歯医者はイヤだ」「何を言われるのだろう」などとドキドキしていると、お子さんの不安も募ります。お子さんが不安そうにしていても気にせず、ずっと手もとのスマホをいじっているお母さんもいます。

そういう様子を見ながら、まずはお母さんにどのように接したらいいのかを探っていきます。

いろいろなことを心配したり、気にしすぎたりしている様子のお母さんには、安心して落ち着いてもらえるような声がけをします。

あまりお子さんを見ていないな、気にしている様子がないなというお母さんがいれば、自然にお子さんに集中してもらえるよう、いろいろとお子さんのことを聞くなどしてみます。

同じ「虫歯があります」ということを伝える場合も、気にしないお母さんには「虫歯があります。こういうことに注意しましょう」とはっきり伝え、気にしすぎるお母さんには「大丈夫ですが、全体には影響のない程度の小さな虫歯ができてきていますね。これからこういうことに気をつけるとよりいいですよ」などと伝えるようにします。

こちらの話をあまり聞いていないので、少し厳しく言わないと伝わらないなとか、ちょっと注意されただけで萎縮してしまいそうだから「怒られた」「注意された」と思われないように伝えたほうがいいな、というようなことを、いつも考えています。

子どもが泣いたり暴れたりするような場合は、特にお母さんとのコミュニケーションが大事です。お母さんが私たちを信頼してくれているかどうか、私たちのすることを理解してくれているかどうかで、お子さんの態度も変わります。治療がうまくいくかどうかにも大きく関わってきます。

お子さんを押さえつけたり、ネットにくるんだりするというのは、どうしても今、その治療が必要であり、お子さんが暴れたら危険で仕方ないという場合です。

そのことをきちんと理解いただけていれば、私たちが何をしても「我が子のためにしてくれている」というスタンスで見ていてもらえます。

お子さんも、泣いて暴れながらも実はそういうことを感じ取っています。お母さんが落ち着いて「大丈夫だから、少し頑張って」と心から言うのと、お母さん自身が「こんなことをされてかわいそうに。大丈夫かしら」と心の中で思っているのとでは、同じ泣くのでも暴れるのでも、まったく程度が違っているのです。

お母さんと良好な関係を築くことができれば、その先の治療にはなんの心配もないと思えます。

お子さんの治療やケアがうまいのは当たり前のこと。それに加えてお母さんとのコミュニケーションに重点を置くのが小児歯科なのです。

初診時はコミュニケーションづくりと治療を受けるためのトレーニングを

初診時は、お母さんやお子さんとの出会いの時です。長く続く患者さんとの関係の第一歩となる大切な瞬間です。

今後の治療のために必要なことをお聞きしながら、何よりもお母さんとお子さんに「歯医者は痛いところだ」「嫌いだ」と思われないよう、さまざまな配慮や工夫をしています。

家族構成、食べものの好き嫌い、食事やおやつの習慣について、歯磨きについてなど、生活環境や生活習慣を聞きながら、お母さんとお子さんそれぞれの様子、お母さんのお子さんへの接し方、お子さんのお母さんに対する態度などを見ています。兄弟姉妹の数や、お母さんの仕事の状況などを知ることも参考になります。

「おやつはどんなタイミングで、どのようなものを食べていますか？」「お子さんは歯磨きの時にどんな様子ですか？」などと聞く中で、てきぱきと答えるお母さんもいれば、考えながらゆっくり答えるお母さん、消えそうな小さな声で答えるお母さんもいます。

私たちは治療の際に必要な情報を得ると共に、なぜ一つひとつの質問に考える時間が必要なのか、どうして不安そうに答えるのか、お母さんの気持ちや性格も汲み取ろうとしています。

お子さんに対して「先生の言うことを聞いて、泣かずに頑張りなさい」と言うお母さんと「大丈夫？　怖くない？」と聞いているお母さんでは、お子さんの態度も違います。

それによって、私たちのお子さんに対する声がけや接し方も変わってきます。

お子さんに対してどのように接するといいのかのヒントは、お子さんだけでなくお母さんや、親子関係に表れているのです。

その間も、お子さんはずっと落ち着かない様子です。はじめての場所を怖がっているお子さん。ここはどんなところだろうと好奇心をもってキョロキョロしているお子さん。ある程度の年齢のお子さんは、自分が何かをされるということがわかっているので、不安や心配でいっぱいです。

自分が連れて来られたところがどんな場所なのか。これから何をされるのか。はじめての場合は特に、そういうことが何もわからないから怖くてたまりません。隣のユニットで機械の音でもすれば、私たちの言うことなど耳に入らないくらい震え上がってしまいます。

そこで初診の時には、機械を見せたり触らせたりしながら、何のためにどのように使うものなのかを説明します。音を聞かせたり、風を吹きかける機械なら、見える部分に吹きかけたりします。ボウルに水をためて、バキュームで吸って見せたりします。

これは「テル・ショー・ドゥ」という手法です。説明して、見せて、やらせてみる。未知のものだから恐怖が募るわけだから、正体を明かしてあげることで安心させるということですね。

イスに座らされて見知らぬ大人たちに押さえつけられ、無理やり口を開けさせられて、大きな音を立てる機械をお口の中に突っ込まれる。

理由も、何をされるかもわからずそんな状態になったら、お子さんでなくても怖くてたまらないでしょう。

大人が歯医者に来て、たとえ内心では「イヤだな」「痛くないかな」と思っていても落ち着いていられるのは、大人になったからではありません。それが治療のためであることや、口に入れられる機械の用途、何をされるのかなどをわかっているからです。

だから私たちは、お子さんに、何のためにどうするのか。お口に入れる機械はどんなものなのかを知らせます。そうすることで同じ「嫌い」や「怖い」でも、危ないものではないこと、自分のために必要なものであることをわかってもらえるはずです。

ヴォイスコントロールと言って、声のトーンやスピードを意識して使い分けるということもします。それによって安心させたり、注意をひいたりといったことができます。お母さんやお子さんの待合室での様子を見て、呼びかけ方に工夫したりすることもあります。

緊急で治療しなければならないケースを除いては、初診時はこういったトレーニングやコミュニケーションで終わることが多くなっています。

治療中のポイント

お子さんの集中力は長くは続きません。先生は30分でできることを目安に1回の治療の内容を決めます。

治療を始める時には、その日に行うことを先生がお母さんに説明します。たとえば「今日は歯を削って虫歯の部分を取り除き、そこにプラスチックを詰めます」というように、モニターに映像を流して説明し、疑問や不安がないか確認します。

歯を削る時に痛みが出る可能性があることなども伝え「お子さんが痛がるかもしれませんが、ちょっとの時間なので頑張ってもらいましょう」などとあらかじめ伝えておきます。

お子さんに対しても、本当のことをきちんと説明します。時間に余裕があれば、使う道具を見せながら「これを使って歯を削って虫歯を取るからね」「痛かったら左手を上げてね。右手を上げると先生にぶつかって危ないから、こっちの手をゆっくり上げてね。そうしたらすぐにやめるから大丈夫だからね」と約束します。

お子さんにとっては、お口の中で機械が大きな音を立てたり、歯を削られたりするのは相当の苦痛です。頭では我慢しなければならないとわかっていても、長時間は我慢できません。

そこで「3数えたら休憩するよ。3数える間は一緒に頑張って、虫歯をやっつけよう」というふうに、頑張れる理由をつくってあげます。

麻酔をする時は注射の針を見せないような工夫もします。麻酔の注射は爪で押された程度にしか感じないはずですが、注射というだけで恐怖心で体がこわばったり、針を刺してもいないのに泣いてしまったりするお子さんがいます。

「痛くない」とか「注射はしない」などとウソをつくと、次から何を言っても「ウソかもしれない」と思われてしまいます。

ウソはつかずに、注射をするなら歯茎を爪で押して「このくらいなら我慢できそうかな?」と聞いてから注射をします。

こういうことを繰り返していくうちに、お子さんも「大きな音はするし、口を開けているのは疲れるし、たまにちょっと痛いけれど、別に大変なことをされるわけじゃない」と思えるようになります。

不安や恐怖心がなくなり、私たちを信頼してもらえるようになれば、治療はぐっとしやすくなります。

そうして治療が終わっても、気軽に定期健診やクリーニングに来てもらい、将来的にも万全なお口のケアができれば、こんなにうれしいことはありません。

治療中は歯科医と歯科衛生士が常に声がけを

私たちが子どもだった頃、子どもの歯の治療中は、親は待合室で待っているのが一般的だったと思います。

お母さんとお子さんを離すことを母子分離と言いますが、今、母子分離を強制する歯科医院はほとんどないでしょう。

小さなお子さんは当然のこと、中学生になってもお子さんと一緒に治療ブースまで入って来るお母さんもいます。

その良し悪しは別として、特別な理由がないのに母子分離をする歯科医院があるとすれば、今となっては少し疑問を感じます。

歯医者に来て治療をするユニットに上がった時、お子さんの恐怖心は頂点でしょう。はじめてならなおのことですが、何回も通って来ていても「今日は何をされるんだろう」「今日は痛いことをされるんじゃないかな」と心配しているのでしょう。

私たちが動くごとに視線を向け、カタッと音を立てればそっちを見て、機械が作動すればそっちを見てというようにビクビクしています。

まだ何もしていないのに、痛みも何もないのに泣き出しそうになる子も少なくありません。そんなお子さんの気持ちを和ませるのも私たち歯科衛生士の大切な役割です。

治療中は、先生と歯科衛生士が役割分担をしながら、常にお子さんを見守り、声がけをしています。これが、小児歯科治療の大きな特徴です。

治療の場にはお母さんがいますから、先生がお子さんの治療をしている間は、私がお母さんの様子を気にしておきます。必要ならお母さんに声をかけたり、説明をしたりします。

先生がお母さんに説明をしている間は、私がお子さんを見守ったり、話をしたりしています。

先生と私の両方が、お子さんから目を離すことはありません。常に目や耳を総動員して、たとえお子さんに直接視線を向けていないとしても、意識は常にお子さんに集中しています。

そして、お子さんとは常にコミュニケーションをとっています。学校のこと、給食のこと、お休みの日に何をしたかなど、いろいろな話をします。

最近のお子さんは「別に」などと答えることも多いのですが、気にせずに根掘り葉掘り聞きます。常に声がけをしていることが大切だと思うからです。

自分のことを気にしてくれている。自分を見ていてくれる。そう思えばユニット

（治療用のイス）の上でも孤独な気分にならず、安心して落ち着きます。いろいろ聞かれて面倒だなと思われてもいいのです。面倒に思う以上に、つながっている安心感をもってもらいたいと思います。

お母さんの態度やお子さんへの接し方を見るというお話をしましたが、私たちはもちろん、お子さんの性格や振る舞いも細かく観察しています。

優しくしていると甘えて話を聞かないというお子さんがいれば「ダダをこねてもダメだよ。今日はこれをしないと終わらないから頑張って」などとはっきり言うこともあります。

そういう時も、お子さんだけでなく、お母さんのことも考えた上で言い方を決めます。お母さんによっては、自分の子どもが叱られた、注意されたというだけで「あそこはイヤ」と言う人もいます。もちろん、すでに関係ができていればそういう心配はありませんが、初診や、通院し始めて日が浅い患者さんの場合はいろいろなことに注意をしながら関係性を築いていきます。

お子さんに対してもお母さんに対しても、先生がびしっと言わなければならない時には、私がフォローします。逆に私が厳しいことを言う時には先生がフォローしてくれます。

どんな時もチームワークで、お子さんとお母さんに最大限の配慮をしながら、最善の治療やケアをできるよう努力しています。

子どもを通院させる時のポイント

イヤがるお子さんを歯医者に連れて行くのは大変なことですよね。お子さんにもお母さんにもストレスがかかります。歯医者に行くのをイヤがらないお子さんなら、お母さんも私たちも助かりますし、お口の中もずっといい状態でいられます。何よりお子さんが楽なはずです。

どうしたら歯医者通いをイヤがらないお子さんになるのでしょうか。

当院では、歯医者に対する苦手意識を消すための工夫もいろいろしています。お子さんのことを第一に考える小児歯科は、お子さんを通いやすくするために、いろいろ考えていることと思います。

当院では待合室にガチャガチャを用意しています。「頑張ったらコインをあげるね」と言ってご褒美に使うのです。「オペラント条件づけ」という小児歯科の手法のひとつを利用しています。

まずは歯医者に通ってもらう。苦手意識をなくしてもらう。そのための工夫です。当たるおもちゃがズラリと並べてあるので、はじめてのお子さんたちは、必ず「あれ何？」「もらえるの？」と興味を示します。長く通院しているお子さんも「次はあれを当てるんだ」と張り切って通って来てくれます。「子どものほうからガチャガチャのある歯医者さんに行く、と言うので連れて来ました」と言ってくれるお母さんもいます。

両手で抱えるほどの大きなぬいぐるみが当たったお子さんは大喜びです。治療では泣かなかったのに、ガチャガチャが外れたと言って泣いているお子さんもいます。

ＤＶＤもたくさん用意してあるので、治療しながら好きな映像を観ることもできます。お子さんがリラックスした状態のほうが、私たちも治療がしやすいので、お互いにメリットがあります。

「おくちのけんこうてちょう」は、定期健診に通ってもらうためにつくったものです。治療が終わったらおしまいではなく、せっかくきれいになったお口の中、その良好な状態を保つために定期健診やクリーニングを続けることが大切です。

「おくちのけんこうてちょう」を見れば、いつ来院して何をしたかがわかるので、次にいつ頃ケアをすればいいかわかります。予約の日時を書いておけば忘れずに来院できます。お子さんがひとりで来院した時には、連絡帳として、お母さんへのお手紙を書いて渡します。

ケアのポイントが記されていたり、定期健診ごとにスタンプを押して、スタンプがたまると子ども用のケアグッズをプレゼントすることも好評をいただいています。

これらは私たちの工夫ですが、お母さん方にお願いしたいこともあります。

お子さんを歯医者に連れて行く時には、気軽な感じで来ていただきたいのです。「痛くても我慢しなさい」「今日は注射をするよ」「先生の言うことをちゃんと聞きなさい」などと、お子さんにプレッシャーをかけるようなことを言わないで来ていただくと助かります。

治療中、注射をする時なども「ちっくんするよ」などと言われてしまうと、私たちが針を見せないように工夫していても、もうダメです。痛い、痛くない以前に注射に対する拒否反応でいっぱいになってしまいます。

お母さんの中には「先生に迷惑をかけないよう、言い聞かせてきました」という方もいますが、お子さんが泣いたり暴れたりするのは当たり前なのです。小児歯科専門医なら、お子さんがイヤがったり泣いたりすることも、どう対処すればいいかもわかっていますので安心して泣かせてあげてください。

それよりも歯医者は怖いところ、我慢をしに行くところ、身構えて行くところだと思わせてしまうことにデメリットがあります。お母さん自身も何も心配せず、構えることなく当たり前のように来ていただけると助かります。

「おくちのけんこうてちょう」

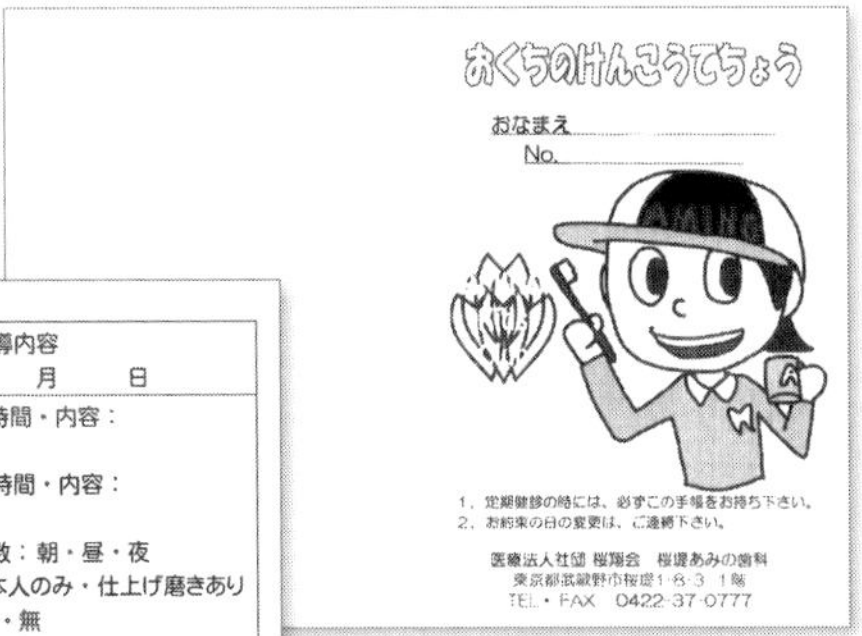
おくちのけんこうてちょう
おなまえ
No.
1、定期健診の時には、必ずこの手帳をお持ち下さい。
2、お約束の日の変更は、ご連絡下さい。
医療法人社団 桜翔会　桜堤あみの歯科
東京都武蔵野市桜堤1-8-3　1階
TEL・FAX　0422-37-0777

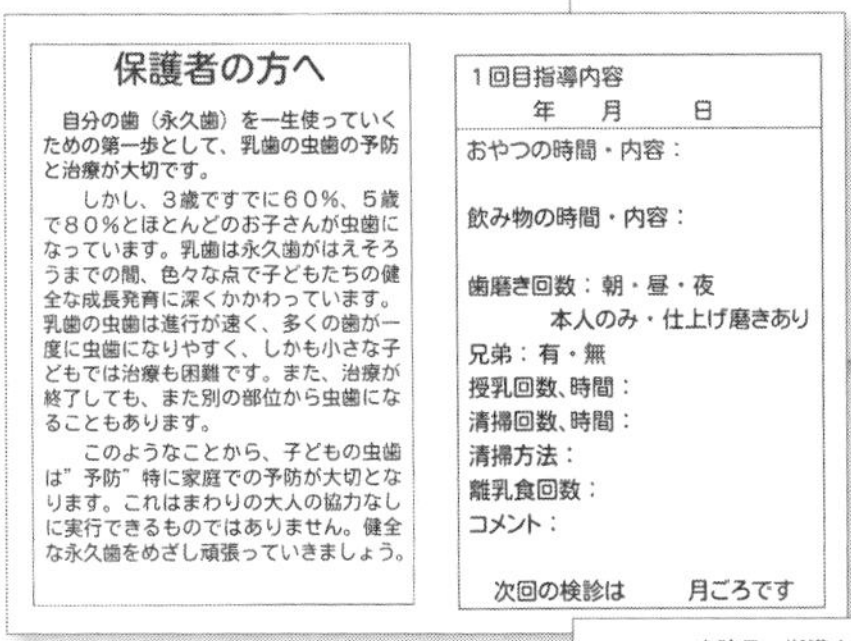

保護者の方へ

自分の歯（永久歯）を一生使っていくための第一歩として、乳歯の虫歯の予防と治療が大切です。

しかし、3歳ですでに60%、5歳で80%とほとんどのお子さんが虫歯になっています。乳歯は永久歯がはえそろうまでの間、色々な点で子どもたちの健全な成長発育に深くかかわっています。乳歯の虫歯は進行が速く、多くの歯が一度に虫歯になりやすく、しかも小さな子どもでは治療も困難です。また、治療が終了しても、また別の部位から虫歯になることもあります。

このようなことから、子どもの虫歯は"予防"特に家庭での予防が大切となります。これはまわりの大人の協力なしに実行できるものではありません。健全な永久歯をめざし頑張っていきましょう。

1回目指導内容
年　月　日
おやつの時間・内容：
飲み物の時間・内容：
歯磨き回数：朝・昼・夜
本人のみ・仕上げ磨きあり
兄弟：有・無
授乳回数、時間：
清掃回数、時間：
清掃方法：
離乳食回数：
コメント：
次回の検診は　　月ごろです

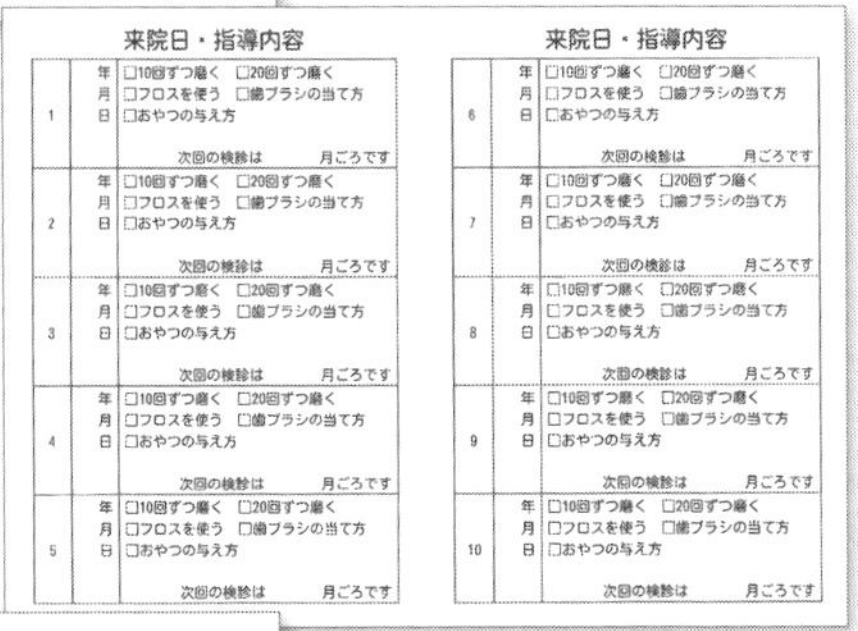

来院日・指導内容

1	年 月 日	□10回ずつ磨く　□20回ずつ磨く □フロスを使う　□歯ブラシの当て方 □おやつの与え方 次回の検診は　月ごろです
2	年 月 日	□10回ずつ磨く　□20回ずつ磨く □フロスを使う　□歯ブラシの当て方 □おやつの与え方 次回の検診は　月ごろです
3	年 月 日	□10回ずつ磨く　□20回ずつ磨く □フロスを使う　□歯ブラシの当て方 □おやつの与え方 次回の検診は　月ごろです
4	年 月 日	□10回ずつ磨く　□20回ずつ磨く □フロスを使う　□歯ブラシの当て方 □おやつの与え方 次回の検診は　月ごろです
5	年 月 日	□10回ずつ磨く　□20回ずつ磨く □フロスを使う　□歯ブラシの当て方 □おやつの与え方 次回の検診は　月ごろです

来院日・指導内容

6	年 月 日	□10回ずつ磨く　□20回ずつ磨く □フロスを使う　□歯ブラシの当て方 □おやつの与え方 次回の検診は　月ごろです
7	年 月 日	□10回ずつ磨く　□20回ずつ磨く □フロスを使う　□歯ブラシの当て方 □おやつの与え方 次回の検診は　月ごろです
8	年 月 日	□10回ずつ磨く　□20回ずつ磨く □フロスを使う　□歯ブラシの当て方 □おやつの与え方 次回の検診は　月ごろです
9	年 月 日	□10回ずつ磨く　□20回ずつ磨く □フロスを使う　□歯ブラシの当て方 □おやつの与え方 次回の検診は　月ごろです
10	年 月 日	□10回ずつ磨く　□20回ずつ磨く □フロスを使う　□歯ブラシの当て方 □おやつの与え方 次回の検診は　月ごろです

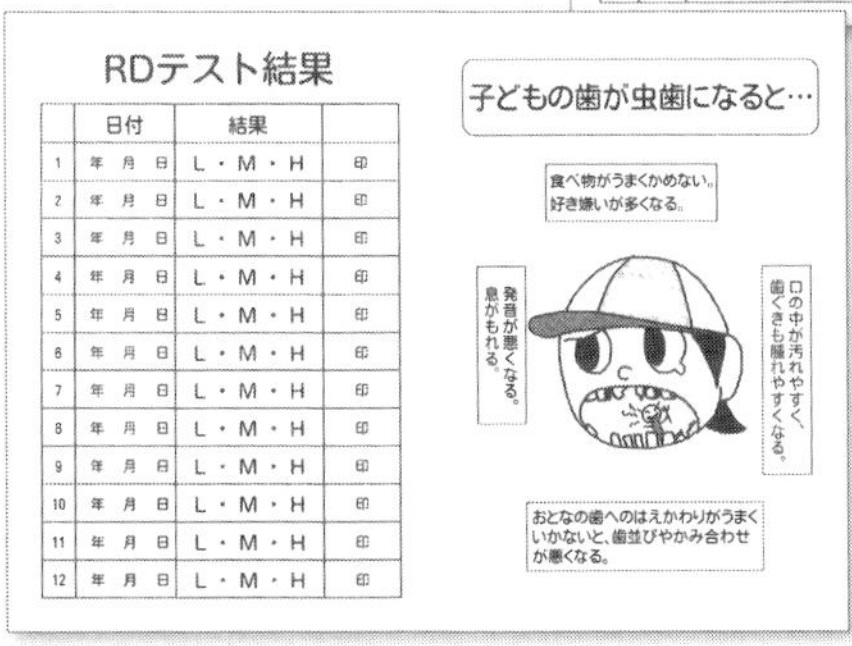

RDテスト結果

	日付	結果	
1	年 月 日	L・M・H	印
2	年 月 日	L・M・H	印
3	年 月 日	L・M・H	印
4	年 月 日	L・M・H	印
5	年 月 日	L・M・H	印
6	年 月 日	L・M・H	印
7	年 月 日	L・M・H	印
8	年 月 日	L・M・H	印
9	年 月 日	L・M・H	印
10	年 月 日	L・M・H	印
11	年 月 日	L・M・H	印
12	年 月 日	L・M・H	印

子どもの歯が虫歯になると…
食べ物がうまくかめない。
好き嫌いが多くなる。
発音が悪くなる。
息がもれる。
口の中が汚れやすく、
歯ぐきも腫れやすくなる。
おとなの歯へのはえかわりがうまくいかないと、歯並びやかみ合わせが悪くなる。

定期健診に通ってもらうための「おくちのけんこうてちょう」。来院や治療の記録、予約メモ、お子さんがひとりで来院した時の連絡帳など、いろいろな役割を果たしてくれます。

信頼できるかかりつけの小児歯科医院で定期健診を

歯は、生え始める乳児の時から適切に処置することが大切です。成長に合わせて的確なケアをしていくことで、虫歯のない、きれいな歯並びが実現しやすくなります。そのためには、成長を見続ける歯科医の存在が重要です。

歯は一生使うものです。そして、お口の中の状態はケア次第でよくも悪くもなるものです。

信頼できるかかりつけ医を見つけて、成長に合わせたケアを受けることは、その人の人生に大きなメリットをもたらすことだと思います。

当院の場合「キッズクラブ」を設けて、乳歯のうちから成長に合わせた万全のケアができる体制をつくっています。もちろん永久歯に生え変わってからでも入会できますし、キッズクラブに入っていなくても、定期健診やクリーニングなどのケアに通って来てくれる患者さんがいます。

お子さんのお口の中は、4カ月ごとに変化が起きやすいと言われます。虫歯予防のフッ素は、3～4カ月ごとに塗ると効果的です。

信頼できる小児歯科医院に年に2～3回通院してケアを受ければ、ストレスなく歯の健康を守ることができるでしょう。虫歯を治すのではなく、虫歯にならないようにすること。虫歯になったとしても、気づく間もなく簡単に治療してもらえること。それが何より重要で価値あることです。

定期的にケアをしていれば歯周病にかかることもなく、一生自分の歯で暮らすことができるでしょう。

歯の生え始めから大人になって、その先もずっと、患者さんのお口の中を見守り、ケアすることができたらとても幸せなことです。

お母さんからお子さんへ、家庭でできるケア

今のお母さん方は、お子さんのために本当に一生懸命です。お口のケアも必死にしている方がたくさんいます。

それは素晴らしいことですが、あまり頑張りすぎてお母さん自身のプレッシャーにならないようにしてほしいとも思います。

たとえば虫歯菌の問題は、歯科医師や歯科衛生士の間でもいろいろな意見があります。

本やインターネットの情報には、お子さんに虫歯菌を移さないよう、口移しなどもってのほか。キスも口の近くにはしない。同じ箸やスプーンを使ってはいけないなどと書いてあるものもあります。

私や網野先生は、この考えに賛成できません。虫歯菌を移さないことと、赤ちゃんの時に、お母さん、お父さん、おじいちゃん、おばあちゃんなど、愛してくれる人たちと濃密なスキンシップをすることと、どちらが大切でしょうか。

いくら気をつけても、虫歯菌が移ることはあります。

「ほっぺにチュッ」もできないで、お母さんが味を見たスプーンで「アーン」もできないで、こんなことをしたら虫歯菌が移るのではないかとヒヤヒヤしながら赤ちゃんと接しなければいけないというのが自然なことでしょうか。

ご両親が気をつけているのに、虫歯菌の意識がなかったおじいちゃん、おばあちゃんの世代が同じスプーンで食べさせたことで喧嘩になったという話も聞きます。虫歯くらいあって当たり前。そんなふうに大らかに、心おきなくお子さんとのスキンシップを楽しめるほうがいいのではないかと、私たちは考えています。

当院のスタッフや知り合いの歯科医、歯科衛生士などが集まると「うちの子、虫歯できちゃったよ」という話に必ずなります。

「赤ちゃんの時は毎食、必ず時間をかけてていねいに歯磨きをして、自分で磨くようになっても仕上げ磨きを欠かさなかったのに」という声をよく聞きます。

お母さん方に歯磨き指導をする、お口のケアのプロフェッショナルたちがそう言うのです。

長く授乳を続けることも乳歯の虫歯の原因になりますが、それをお母さん方に伝えて「離乳食がはじまったら断乳を」と指導している歯科医師でも「これで最後かと思うと、末っ子は3歳まで断乳できなかった」と笑っていたりします。

網野先生もすでに書いていますが、虫歯はできて当たり前なのです。できないようにケアをすることは大切ですが、できたからといって、それ自体は大きな問題ではありません。適切な処置をすることが重要であり、そのために定期的に小児歯科に通い、プロフェッショナルケアを受けることが必要なのです。

頑張りすぎないことを前提として、お母さんがおうちでお子さんのためにできるケアを紹介します。

ブラッシング指導

ある程度の年齢までは、仕上げ磨きをしてあげてください。小学生3〜4年生くらいまでが目安です。

小さいうちは、しっかり磨けているかどうかということよりも、歯磨きの習慣をつけるということがメインの目的です。

最初は濡らしたガーゼを指に巻いて軽く拭いたり、綿棒で拭いたりします。ガーゼや綿棒がお口の中に入ることで、歯磨きに慣れていくことが大切です。

「子どもが歯磨きされるのをイヤがる」と言うお母さんは多いのですが、それが当たり前なので気にしないでください。

最初はかかりつけの小児歯科で歯磨き指導を受けるといいでしょう。

子どもは歯磨きをイヤがるもの。最初は多少押さえつけてでもしてあげてください。だんだん慣れてきて、それほどイヤがらなくなってくるはずです。

そして磨き残しなどには神経質にならなくて大丈夫です。歯を磨くという行為に慣れるのが第一ですから、しっかり磨かなければいけないと思うあまりにお子さんにストレスをかけすぎるのはよくありません。

幼稚園に入る4歳くらいを目安に、自分で歯磨きをさせるようにします。まず自分で磨いて、その後お母さんが仕上げ磨きをします。

お母さんが磨いたほうが早いしきれいになるのは当然ですが、小学校入学前には、とりあえず自分だけでも歯を磨けるようにさせましょう。多少の磨き残しがあったとしても、自分で磨く習慣をつけることのほうが重要です。自分で磨いた後に、お母さんが仕上げ磨きをしてあげてください。

歯ブラシの選び方

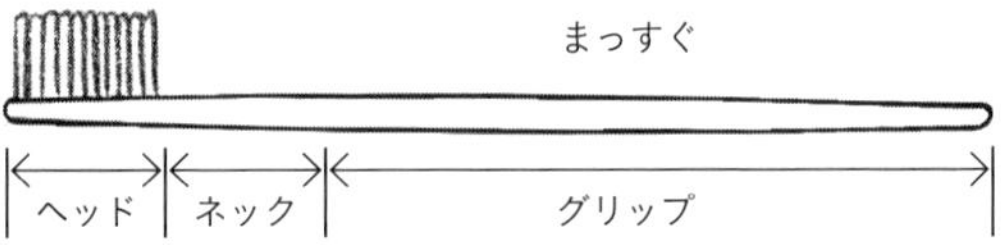

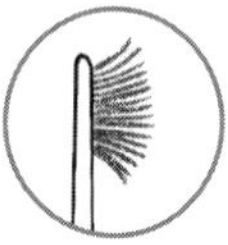

歯ブラシの毛先が開いたら
取り替えましょう。

・子どもの口に合ったサイズを選びましょう。
・ヘッドは小さめ、毛先は短めが磨きやすいです。
・保護者が磨く時はネックが細くグリップが長めの歯ブラシを。子どもが磨く時はグリップが短めのものがお勧めです。

よく「食事やおやつを食べるごとに歯磨きをしたほうがいいですか？」と聞かれますが、そんなことはありません。基本的には夜寝る前にしっかり磨けていれば大丈夫です。

ただしそれには、ダラダラ食べをしないという条件がつきます。食べ方については、次の項目で説明します。

食事のたびに歯磨きができればいいかもしれませんが「歯磨きをしないと」とお母さんがイライラしたり、キリキリしてしまったり、イヤがるところを1日何回も押さえつけるとなると、お子さんに与えるストレスのほうがデメリットになるかと思います。

なお、歯ブラシはお子さんの口に合った小

フロスの使い方

・歯と歯の間のおそうじは、フロス（糸ようじ）を使いましょう。

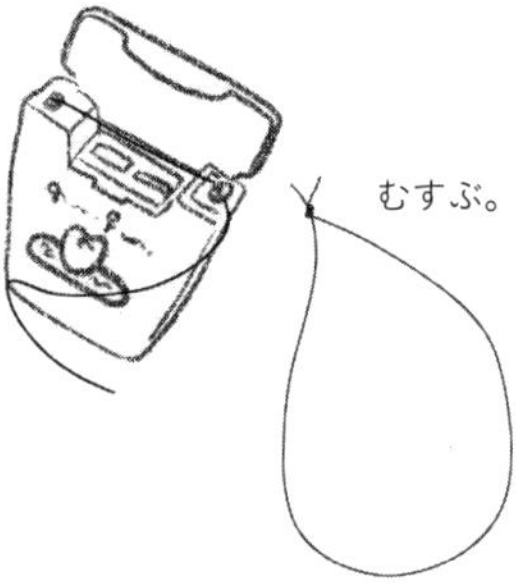
むすぶ。
輪にすると
使いやすい。

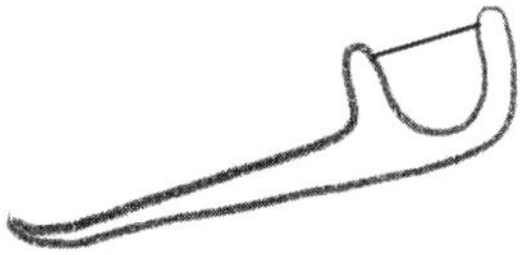
子どもが自分でやる時は糸ようじ型が使いやすい。

正しい歯磨きの方法

順番・回数を決めて磨く

磨き残しのないように順番に10～20回ずつ磨く。

奥歯の磨き方

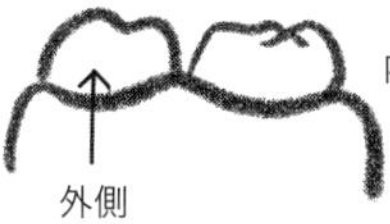
噛む面
内側
外側

噛む面、外側、内側と歯ブラシを細かく動かしながら磨く。

前歯の磨き方

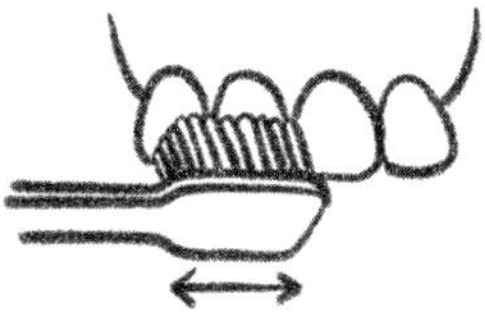

表側は横に、裏側や歯の重なったところは
縦に歯ブラシを当てて細かく動かしながら磨く。

さなサイズを選んでください。ヘッドが小さめ、毛先は短めのほうが磨きやすくお勧めです。

お母さんが磨いてあげる時の歯ブラシは、ネックが細くグリップが長めの歯ブラシを使ってください。お子さんが自分で磨く時には、グリップが短めのものが使いやすいはずです。

毛先が開いた歯ブラシではきれいに磨けないので、小まめに取り替えるようにしましょう。

歯と歯の間のおそうじにはフロス（糸ようじ）がお勧めです。特に顎の中で永久歯が育ってきて、歯と歯の間が詰まってくると、歯ブラシでは汚れが落としきれなくなります。この頃にはフロスの使い方を教えてあげましょう。

さらに乳歯と永久歯が混ざってきたら、歯ブラシを横から入れて1本ずつ歯を磨けるようにしていきます。

離乳食、おやつなどの食生活

授乳中の赤ちゃんは、1日中、好きな時におっぱいを飲んでいます。

離乳食の時期は周囲と比べることなく、お子さんのペースで気楽に時間をかけて食事に慣らしていけばいいでしょう。

ただし歯が生えてからの授乳は虫歯のリスクを高めます。お子さんの精神の安定も大切ですから、急に無理して断乳をしなくてもいいのですが、授乳する時に「虫歯に気をつけなくちゃ」と意識するだけでも、虫歯のでき方が変わってきます。

当院の患者さんからもよくある質問が「子どもが離乳食をうまく食べない」というものです。そういうお子さんのお口の中を見てみると、まだきちんと歯が生えていないことがあります。食べないのではなく、食べられないのです。

育児書やインターネットの情報などを見て、この月齢にはこれ、というふうに思い込んでいるお母さんがいますが、お子さんの成長の仕方は個人差が大きいものです。

離乳食もおしゃべりもハイハイもたっちも、なぜか早い方がいいように言われがち

虫歯になると、こんなデメリットが…

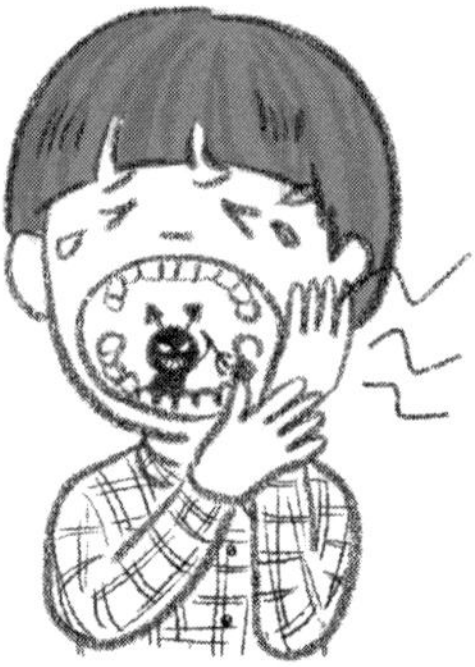
口の中が汚れやすく、
歯茎も腫れやすくなる。
発音が悪くなる。
息がもれる。
大人の歯への生え変わりがうまくいかないと、歯並びや噛み合わせが悪くなる。
食べ物がうまく噛めない。
好き嫌いが多くなる。

ですが、そんなことはありません。なんでもお子さんの準備ができるまで待つことが大切です。準備ができる前に無理をさせてしまうのはよくありません。特に離乳食の場合、お子さんはお母さんが与えるものしか口にできないのです。「うちの子はもう固形物が食べられます」と言うお母さんも多いですけれど、お口の中を見ると「まだちょっと早いんじゃないかな」「そんなに焦らなくても」というようなことがあります。

　早く固形物が食べられるようになることで、子どもにとっていいことは特に考えつきません。大人と同じものが食べられるようになれば、お母さんは楽かもしれませんが。

お子さんの様子をよく観察して、お子さんの成長に合わせたものを食べさせてあげないと健康に関わります。

歯が生え始めてきたとしても、最初は小さな歯と歯茎を使って、つぶしながら喉に流し込む状態です。固形物を食べさせた時にうまく食べられなかったら「うまく食べない」と悩む前に、柔らかいもの、すりつぶしたものなどを食べさせてあげてください。

そして普通の食事になったら、一番大切なのは、規則正しく食べることです。できるだけ決まった時間に食べること。ダラダラ食べをさせないことです。

唾液にはお口の中をきれいにする働きがあります。食事の後、お口の中は酸性になりますが、しばらくすると唾液の作用で酸は中和されます。

ただし、唾液がお口の中を中和する前に、また次の食べものが入ってくる。また入ってくるとなると、お口の中はずっと酸性に傾いてしまいます。すると歯の表面のエナメル質を構成するカルシウムやリンが溶け出して、虫歯になりやすくなります。

1日3食、プラスおやつぐらいであれば、毎回歯磨きができなくても、その間の時

虫歯のでき方と予防方法

予防

フッ素を塗る。
溝埋めをする。

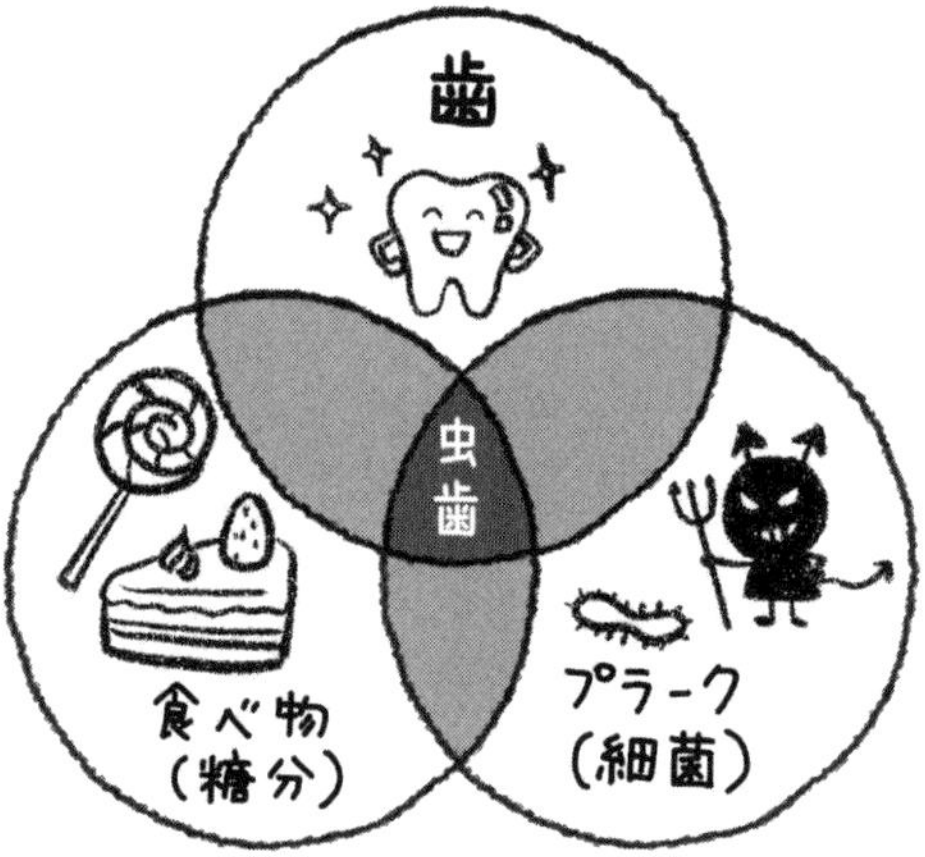

予防

糖分のとり方に
気をつける。

予防

歯磨きでプラー
クを取り除く。

歯の表面に付着したプラークの中で
細菌と糖分が出会うことによって虫歯が発生。

3つの輪を離すことが虫歯予防のポイント

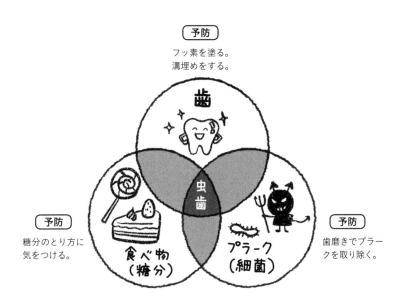

間にお口の中はバランスのとれた状態を保てます。

「子どもの食が細い」という相談も多いのですが、その原因の多くはおやつの食べすぎだと感じます。

おやつというのは、一度にたくさん食べられないお子さんの栄養補給のためのものです。おやつを食べすぎてごはんが食べられないというのでは本末転倒です。

「ごはんはイヤがり、おやつばかり食べたがる」という場合は、おやつの内容を見直しましょう。

おやつはお菓子や甘いものだと思っていませんか？

前述の通り、大人の息抜き的なおやつと違い、子どものおやつは補食です。お菓子や甘いものではなく、小さなおにぎりや、野菜の煮付けなどでもいいのです。

甘いものばかりほしがるので、ついつい与えてしまうということをしていると、食事をとらず栄養が偏ってしまいます。甘いものには中毒性があるので気をつけましょう。

おやつをおにぎりにしたら、ごはんまで食べなくなるのではという心配はありませ

虫歯になりにくいおやつの選び方

子どものおやつは「1回の簡単な食事」と
考えて、量や内容、回数を工夫しましょう。

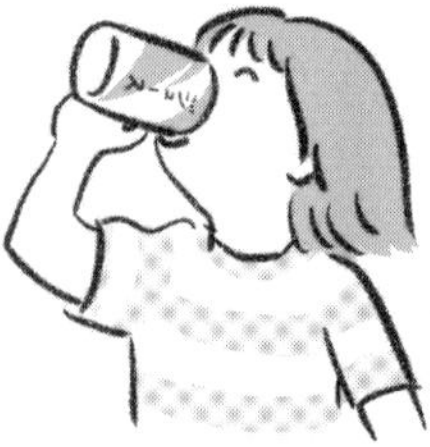

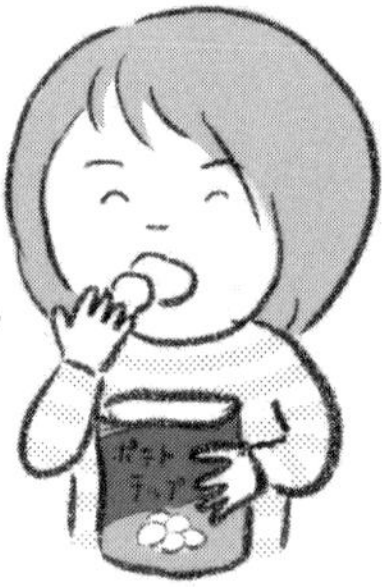

虫歯をつくりやすいおやつ
- 口の中に長い時間残る。
- 糖分が多い。
- ダラダラ食べる。

糖分の多い飲みものにも
気をつけましょう。

おやつの後はブクブクうがいをしましょう

ん。健康なお子さんであれば、お腹が空いたらお母さんの与えるものを食べます。

1回1回の食事やおやつの内容を気にしすぎる必要もありません。1日の全体のバランスで考えてみてください。

「今日は甘いものが多かったから飲みものは麦茶にしよう」「そういえば甘いものを全然食べていないからジュースにしようか」というふうに気楽に考えればいいと思います。

歯並びに影響する癖

日常的についしている仕草や癖によって、歯並びに影響が出ることもあります。

多くのお母さんが気にするのが指しゃぶりです。指しゃぶりは出っ歯の原因になると言われたり、歯並びを悪くすると言われたりしています。

そういう面がないとは言えませんが、指をしゃぶったら必ずしも出っ歯になるとは言えないでしょう。

出っ歯にならないにしても、お子さんの指しゃぶりをやめさせたいというお母さんは多いです。小児歯科の教科書にも3歳頃を目安にやめさせるべきものというふうに書かれています。

なぜ指しゃぶりをするかというと、一般的には心の安定のためと言われます。するとお母さんは「うちの子は精神的に不安定なのか」「私の愛情が足りていないのか」などということまで気にしてしまいます。だから余計やめてほしいと思うわけです。

けれど、無理やり心の安定剤をやめさせることは、お子さんにとっていいことでしょうか?

むしろ網野先生は、保護者の方が気にすれば気にするほど、指しゃぶりはやめられない傾向があると言います。

お母さんやお父さんが気にして、いつも注意している。そういう場合、お子さんは余計に指をしゃぶることに固執してしまいがちだと言うのです。

そう言われると、私もそんな傾向があるような気がしてきます。

網野先生いわく「保護者を見れば、この子はなかなかやめられないだろうなとか、もうすぐやめそうだとかいうようなことがわかる。いずれにしても普通のお子さんなら、小学高学年まで続くことはない。前歯永久歯が生えるタイミングでやめられればいい。あまりうるさく注意しないほうがやめられると思う」とのことです。

その他、いつも口をぽかんと開けていると歯が出てくるとか、下唇を噛んでいると下の歯がそういう形になるということは言われています。

片側の歯だけで噛んではいけない、片側ばかり頬杖をつくのはいけない、よく噛まないと顎が成長しないということも言われますが、どれも決定的な要因とは、私たちは思いません。

そういったことや、食事やおやつなどの生活習慣、虫歯のでき方によっても歯並びが乱れることはあります。

こんな癖から歯並びが悪くなる可能性も……（例）

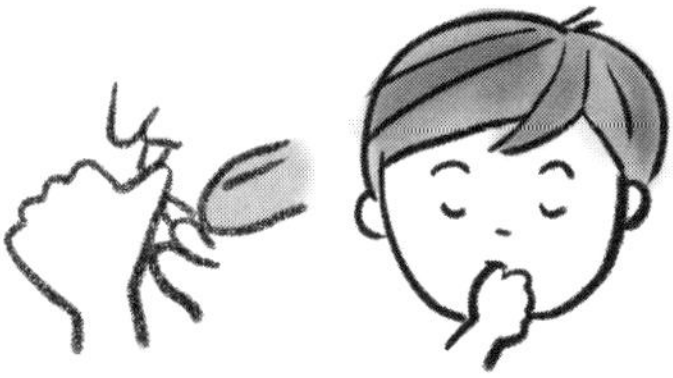

指しゃぶり

小学校へ上がっても続く指しゃぶりは出っ歯の原因にも。

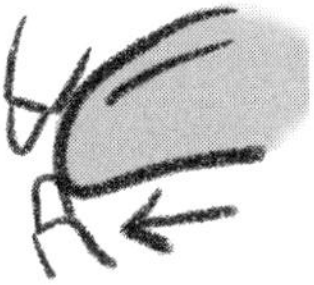

舌で歯を押す

出っ歯、受け口、噛み合わせ異常の原因にも。

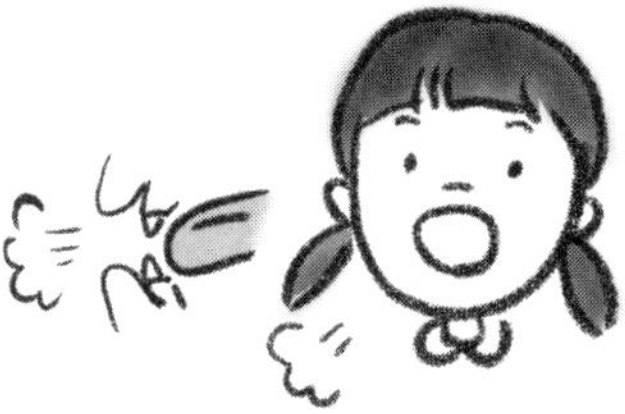

口呼吸

鼻が悪いと歯並びにも影響し、出っ歯や噛み合わせ異常の原因にも。

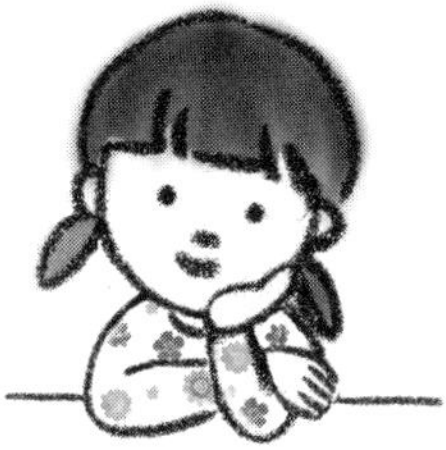

頬杖

同じ方向で常に頬杖をつくと、顎の骨がずれることも。

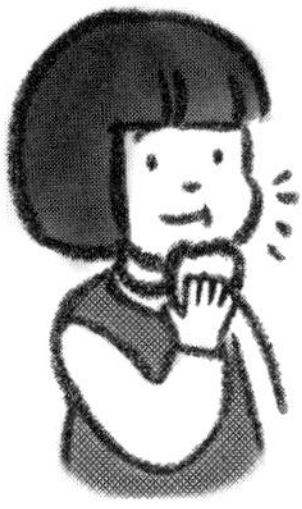

片側だけで食べものを噛む

片側の歯だけを使っていると、顎の骨や噛み合わせがずれてくることも。

お口だけのことではありません。人間の体は機械ではないのです。ここが壊れたから治すということではなく、心も含めた全体のバランスの中で、働きや見た目などいろいろなことが決まってきます。

「これをしたからこうなる」「これをしなければこうなる」と一概に言えるものではないと思います。

だからこそ、「食べる」という生命維持や人生の質に関わる機能であるお口の中のケアは、子どもの頃から、成長の様子や全体のバランスまで意識して継続するべきなのです。

子どもへの声がけ

私たちが治療中、常にお子さんに声がけしているというのはお伝えした通りです。

お母さん方も、お子さんには常に声がけをしていると思います。それぞれのご家庭に工夫があると思います。

ここでは、私たちが治療中によく使う言葉を参考までに紹介しておきます。

女の子には「お姉ちゃんだね」という言葉が効果的だと感じます。背伸びしたい気持ちがあるのか「すごいね、よくできたね、お姉ちゃんだね」と言うと、治療も頑張ってくれます。

治療経過の写真を撮る時には「いいお顔見せて」「可愛いね」などというストレートな言葉をかけると笑顔を見せてくれます。最近のお子さんは写真を撮られ慣れているので、写真を撮るのは楽になりましたね。

男の子は「カッコいいね」と言われるのが好きなようです。

話が少しそれますが、最近では保護者の方がお子さんを大人のように扱う姿をよく見ます。

小学生以上など、ある程度いろいろなことが理解できて、その中から自分の意志や、自分なりに正しいと思うものが選べる年齢ならわかるのですが、2歳、3歳くらいのお子さんに「先生に虫歯を治してもらう?」と聞くようなケースがあります。

お子さんはもちろん「イヤ」と言いますよね。その年齢では先のことを考えることもなく、先生が総合的に判断してくれているなんてこともわからず、知らない大人に何かされるのがイヤということしかないでしょう。

矯正治療をしている小学生のお子さんでも、どうしても歯を抜かないと治療が継続できないというケースがありました。

次の矯正治療までに歯を抜くと約束しても、抜かないということが続くのです。お母さんに聞くと「本人がイヤだと言うので」と言います。

私たちもできるだけ歯を抜かずに矯正治療したいと考えています。だから「抜いてから治療しましょうね」と言うのは、どうしても必要な場合だけです。そのことをお母さんも理解してくれています。

でも本人が「いい」と言うまで待つと言います。こんな時、お母さんはお子さんにどんなふうに声をかけたらいいのか。私たちはお母さんやお子さんに、どんなふうに声をかけたらいいのだろうと考えます。

矯正治療は適切なタイミングを見ながら進める必要があります。ここまで来て、今このタイミングという時に、何カ月もストップしてしまう。残念ですが、そういうこともあります。

私たちも、保護者の方々やお子さんに、もっと理解してもらい協力してもらえるよう努めなければならないなと思います。

第4章

子どもの歯並びがよくなった症例&エピソード

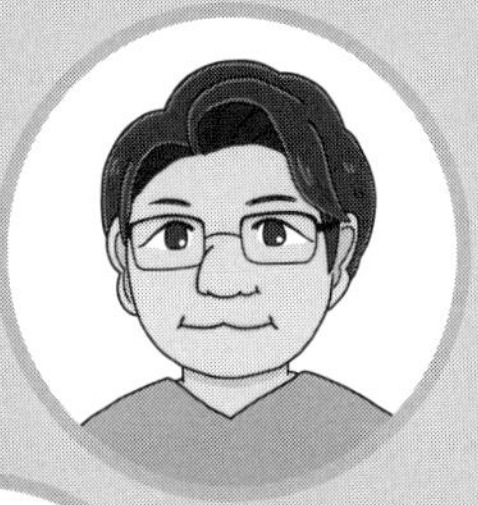

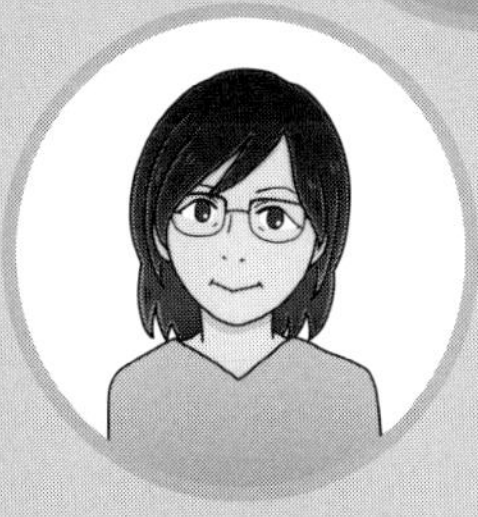

症例 1

女児　9歳

主訴 受け口を治したい

治療 拡大床　1年経過

小さい頃から定期的に健診にいらしていたお子さんです。お母さんは受け口を気にして矯正を希望していましたが、本人は「矯正はしたくない」と言っていました。

そういう状況の中で4歳の頃に取り外し式の装置を試してみましたが、本人が乗り気ではなかったため、装置を毎日入れることができず、長続きしませんでした。

9歳になり、骨格的にも反対咬合と診断されたこと、また本人も歯並びが気になり始めたことから本格的な矯正を開始することになりました。

今回は本人の意志がしっかりしていたこともあり、再度、取り外し式の装置を使うことにしました。

装置が取り外しできるために負担は軽減できますが、矯正の成果には本人の生活習慣が関わってきます。きちんと装置をつけなければ当然、矯正は成り立たないわけです。また、どの矯正装置でもそうですが、顎の成長の力を借りながら矯正していくため、歯並びの変化に合わせると同時に、次の治療時までの変化を予測しながら装置を適切に調整する必要があります。

今回は本人の自覚や協力があり、1年で改善が見られました。現在は永久歯への生え変わりを待ちながら経過観察中です。

このケースの場合、受け口ということがあったため、お母さんは「早く矯正をしたい」と言い続けていました。けれど4歳くらいでは、本人には矯正の意味がわからず、モチベーションが保てません。どうしても必要な場合をのぞいては、ある程度本人が自主的に矯正に取り組む時期を待ちました。

矯正には本人のやる気が大切です。本人なので協力というのも語弊があるかもしれませんが、親が矯正を望んでも、少なくとも本人の協力がなければ、順調にいきにくいケースが多いです。

子ども自身、年頃になれば自分の口もとが気になります。女の子は特にそうです。このケースでも、成長の段階を見ながら本人の気持ちにも配慮して矯正を進めたことが成功のポイントになりました。お母さんはもちろん、本人もとても喜んでくれました。

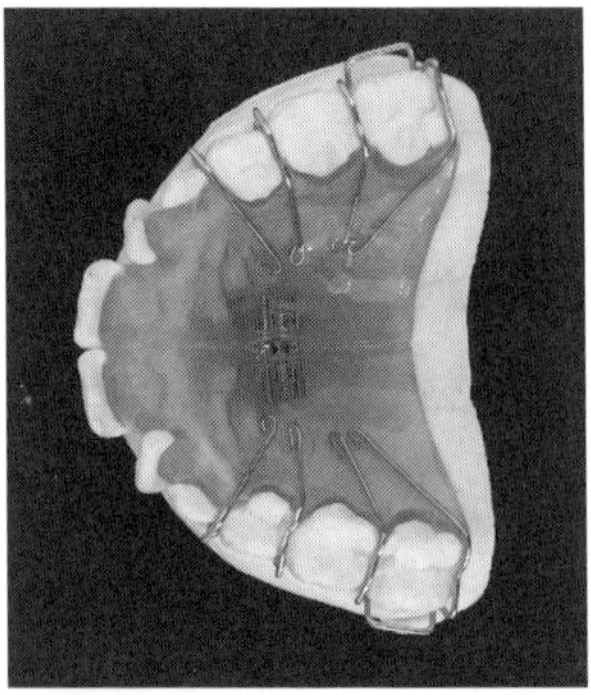

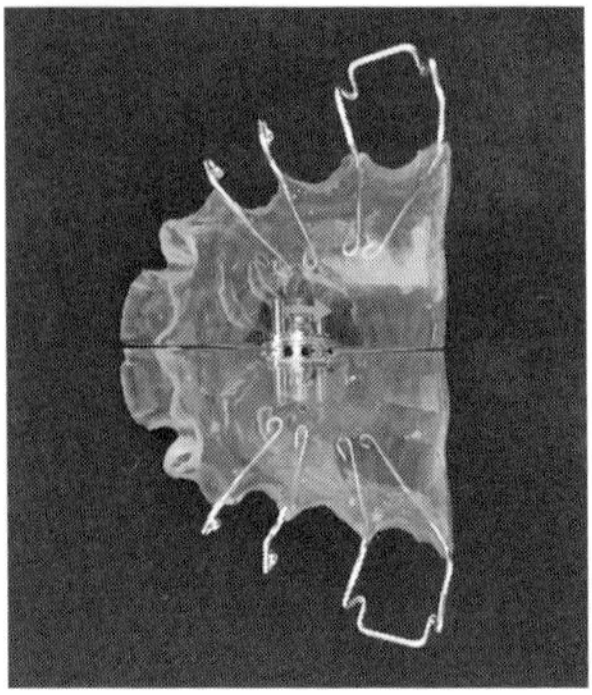

拡大床

まん中のネジを回すことによって装置が少しずつ広がり、力を加えていきます。側方に顎が広がることでスペースをつくります。

症例 2

女児　14歳

主訴 凸凹の歯並びを治したい

治療 ブラケット　4本抜歯　1年5カ月経過

14歳という年頃もあり、本人が歯並びの凸凹を気にして矯正治療を希望しました。歯の磨き残しといったケアのしにくさや、噛み合わせへの影響も考え、お口の成長を見ても適切な時期と判断して矯正を始めました。

歯の大きさに比べて口の中のスペースが足りないので、上下左右の歯を1本ずつ抜歯することになりました。抜歯によって歯が移動するスペースを空けた上でワイヤーの装置を装着し、治療を続けました。普段、抜歯は極力しない方向で考えますが、お口の中のスペースと歯の大きさのバランス次第でどうしても必要な場合があります。歯がお口の中におさまりきらない場合、だんだんずれが大きくなることもあり、噛み合わせに関わってくることもあるので「抜歯はよくない」とは一概には言えません。

一般的によく知られているワイヤー式の矯正器具は取り外しができず、時には痛み

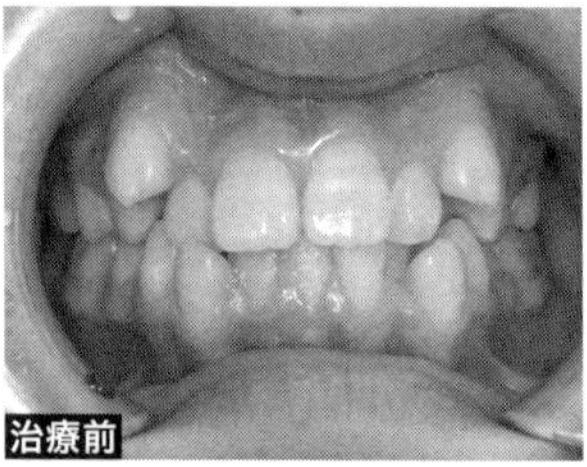

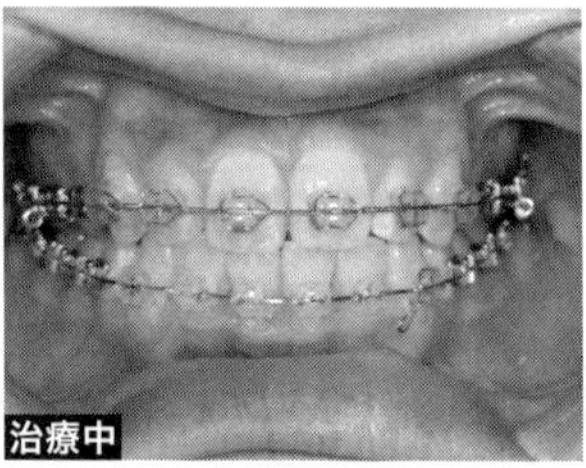

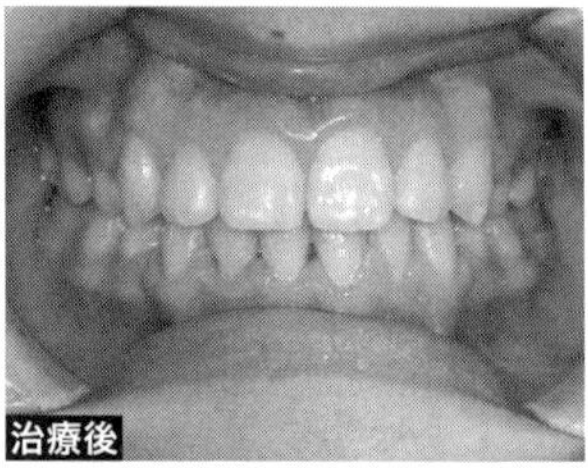

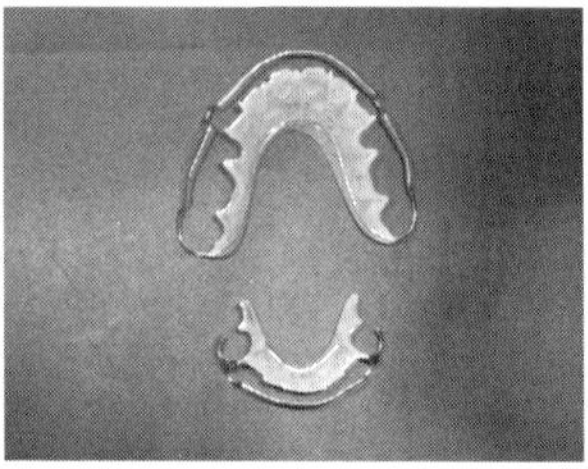

後戻り防止の装置
(取り外し式)

を感じることもあります。このケースでも「時々痛いことがあった」とのことですが、治療のたびに歯並びが整っていくことを本人にも見せて説明していたため「きれいになっていくのがうれしいから我慢できました」と言っていました。

「笑顔に自信がもてるようになるため頑張る」という本人の想いが実を結び、1年5カ月できれいに整いました。装置を外した時に見せてくれたうれしそうな笑顔、整った口もとは私たちにとっても何よりの喜びです。現在は後戻りしないよう、取り外しできる後戻り防止の装置を使っています。

症例3 女児 8歳

主訴 受け口を治したい
治療 ヘッドギア

2歳の頃から定期的に健診に来ていた女の子のケースです。両親ともに反対咬合で、お母さんは小学生の時に矯正治療を受けていた経験があるため「子どもの受け口も治してあげたい」と言って矯正治療を希望していました。

骨格を調べても反対咬合だったため、6歳から治療を始めました。

寝る時のみ使用する取り外しのできる装置が適すると判断して使用したところ、7カ月ほどで受け口が改善しました。成長の段階にうまく合ったことも成功のポイントです。

その後しばらくは定着のために装置の装着を続け、1年ほどでいったん終了しました。

その後は3カ月に1度のチェックを行っていますが、下顎の成長が著しくなった段階で現状を維持するために装置を再開。現在は1日おきに装置を使い、成長に合わせながら整った状態を保っています。

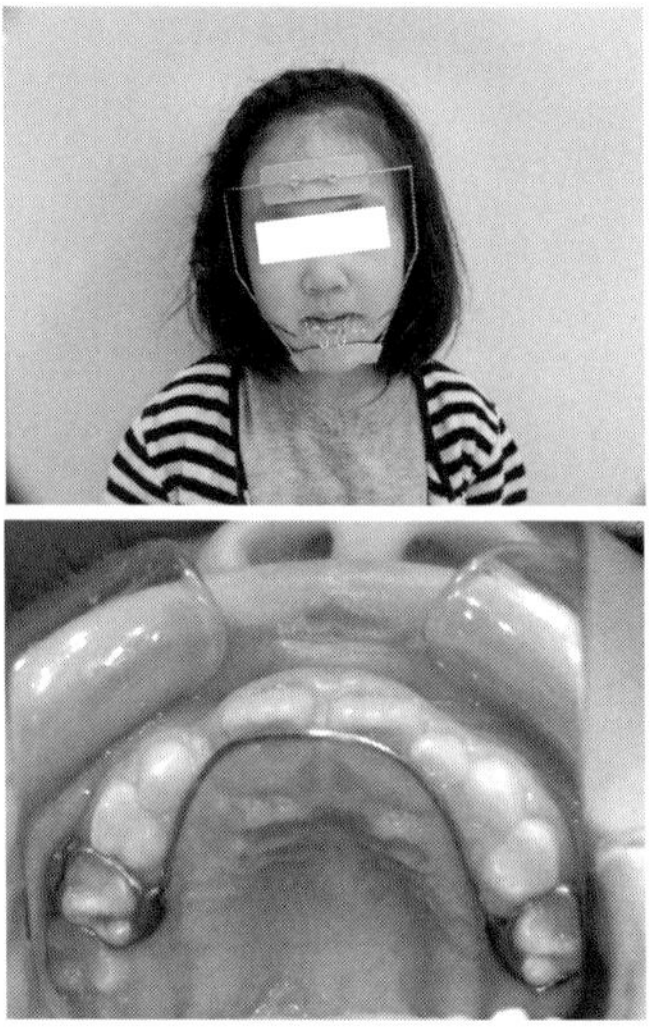

お口の中の装置のフックの部分とヘッドギアのフックの部分にゴムをかけ、ゴムの力を使って矯正します。上顎を前方へ移動させるのと同時に下顎の過度な成長を抑制しています。

おわりに

中西眞知子

私が歯科衛生士になろうと思ったのは、小さな頃から専業主婦の母親に「手に職をつけなさい」と言われて育ったからです。高校3年生の時、担任の先生に「歯科衛生士という職業がある」と紹介されました。私が通っていた歯医者さんには歯科衛生士がいなかったので、そういう専門職があるということを知らなかったのです。

誰にとっても身近な歯医者さんのサポートをする仕事であり、まさに手に職です。自分が求めていた仕事のイメージにぴったりだということで、この道に進みました。

そして、認定歯科衛生士制度が始まると聞き、せっかく長い間、歯科衛生士の仕事の中でも専門性の高い小児歯科に携わってきたのだから挑戦してみたいと思いました。自分が身につけてきた知識や技術を証明してもらえる気がしたのです。その時は、認定歯科衛生士がこれほど貴重な資格と言われているとは想像していませんでした。

本書の目的の通り、最近では矯正治療を希望する親御さん、お子さんが本当に増えています。昔であれば矯正なんて考えなかった程度の歯並びや噛み合わせでも気にするお母さんが増えているようです。

本文にもあったように、骨格的に修正したほうがいい場合や、将来的に健康やお口のケアに不具合が出るようであれば、先生から矯正治療の可能性を提案することもあります。

けれど見た目だけの問題であれば、それは個性だと思います。本人が気になるのであれば矯正を視野に入れてもいいし、そうでなければ本人がしたいと思った時に考えればいいというのが、矯正治療の基本だと考えています。

それでも親としては、子どもに少しでもいいことをしてあげたい。その気持ちから「手遅れにならないように」の気持ちが募ってしまうのでしょう。

本書を読んで、子どもの矯正治療について知っていただき、焦る必要はないことをご理解いただけたらうれしいです。そして、小児歯科の専門医や認定衛生士の存在が広まってほしいと思います。

もちろん、専門医でなくても、認定衛生士でなくても、いい歯科医院はたくさんあります。必要なのは資格ではなくまず誠意と情熱。その上でスキルと経験と志だと思います。

それでも認定資格を取るのは、必要としている人々に届きやすくなるからです。家族ぐるみで長く付き合える歯医者さんに出会いたい。我が子のお口のケアを安心してまかせられる歯医者さん、小さなことでも相談に乗ってもらえる歯医者さんを探したい。そういう時に、資格は客観的な目印になってくれます。

最後に、この本を手にとってくださったということは、お子さんのお口のケアに熱心な親御さんであると思いますが、あまり頑張りすぎずに。親御さんが笑顔でリラックスしていることが、お子さんにとって何よりも幸せなことだと思います。

２０２０年6月吉日

おわりに

網野重人

子どものお口をケアすることで、子どもや保護者の心身の健康をサポートしたい。そんな想いで小児歯科を選んだものの、大学病院での修行時代にはうまくいかないこともたくさんありました。

一生懸命我慢して口を開けてくれている男の子に「頑張って」と繰り返し言うしかできなかった自分。慣れた歯科医なら30分で済むはずの治療に2時間もかかってしまい「もう頑張れない」と泣かれてしまったことを、今でも思い出します。

情けない自分の姿ですが、あの頃の気持ちを忘れてはいけないと常に思っています。未熟だからこそ、少しでも子どもと親のために役立てるよう、どうすればいいかを考え続けていました。技術を身につけ経験を積んで、今ならあの子を泣かせずにうまく治療できると思います。

すべて、未熟な時代から私の治療を受けてくれた患者さんたち、それを見守ってくれた保護者の皆さん、そして指導してくれた先輩や、万全にサポートしてくれる衛生士などのおかげです。

そういう皆さんへの恩返しは、私の歯科医院に来てくださる患者さんに、最適なケアを提供することだと考えています。

同時に、お口のケアの大切さ、気軽に長く付き合えるかかりつけの歯科医院をつくることのメリット、小児歯科専門医や認定衛生士の存在を広めるといった活動も、多くの人にお口のケアについての正しい情報を伝えていくことにつながると思っています。

本書で特に記したかった矯正についても、情報があふれる現代、そして矯正治療への意識がこれまでになく高まっている時代において、まずは「何が正しくて何が間違っているか」ということではなく「本人の症状や状態にきちんと向き合い続けることが何よりも大切」という大原則を知っていただけたらと思います。

どんな歯科医でも、患者さん一人ひとりのために最善を尽くそうとしていることは間違いないでしょう。その中で知識や技術、経験、考え方によって、治療方針に違いが出ることも現実です。

病気の治療ということであれば、ある程度方法は決まってくるかもしれません。けれど矯正については、成長の仕方やライフスタイル、家族関係など、さまざまな要素を考えながら、最適な時期や方法を見定めることが重要です。今の状態を見て「これ」と決めつけることはできません。

時間をかけて患者さんの状態を見定め、本人や保護者と信頼関係を築き、みんなが納得した形で進めなければ、いい矯正はできません。

ひとりの患者さんに向き合う時、私たちにとっては、その患者さんが唯一無二であること。そういう想いと、想いを叶えるためのスキルがあること。それが特に小児歯科に携わるものにとっては欠かせないことをご理解いただけたら、本書を記した意味があります。

２０２０年6月吉日

小児《しょうに》歯科《しか》専門医《せんもんい》と認定《にんてい》歯科《しか》衛生士《えいせいし》が
矯正《きょうせい》治療《ちりょう》について教《おし》える

子《こ》どもの歯並《はなら》びをよくする方法《ほうほう》

2020年6月29日　初版第1刷

著　者………………………網野《あみの》重人《しげと》・中西《なかにし》眞知子《まちこ》

発行者………………………坂本桂一

発行所………………………現代書林
〒162-0053　東京都新宿区原町3-61　桂ビル
TEL／代表　03(3205)8384
振替00140-7-42905
http://www.gendaishorin.co.jp/

デザイン・DTP………北路社

イラスト…………………たかいひろこ
鈴木理子
iStock.com / yukimco

編集協力…………………オフィスふたつぎ

執筆協力…………………稲佐知子

印刷・製本　㈱シナノパブリッシングプレス

乱丁・落丁はお取り替えいたします。
定価はカバーに表示してあります。

ISBN978-4-7745-1853-4 C0047